LA MEJOR
GUÍA PARA
EL SUEÑO

LA MEJOR GUÍA PARA EL SUEÑO

DR. DON COLBERT

CASA
CREACIÓN

Traducido por: Ernesto Giménez
Diseño de la portada: Vincent Pirozzi
Director de diseño: Justin Evans

Originally published in the U.S.A. under the title:
The Ultimate Sleep Guide
Published by Siloam, a Charisma House/
Charisma Media Company
600 Rinehart Road
Lake Mary, FL 32746 USA
Copyright © 2015

Visite la página web del autor: www.drcolbert.com

Library of Congress Control Number: 2015934872
ISBN: 978-1-62998-328-8
E-book ISBN: 978-1-62998-356-1

Nota de la editorial: Aunque el autor hizo todo lo posible
por proveer teléfonos y páginas de internet correctas al
momento de la publicación de este libro, ni la editorial ni el
autor se responsabilizan por errores o cambios que puedan
surgir luego de haberse publicado.

Impreso en los Estados Unidos de América
15 16 17 18 19 * 5 4 3 2 1

CONTENIDO

LA GENERACIÓN RED BULL

VIVIMOS EN UNA sociedad acelerada, en la que nadie parece tener suficiente tiempo. Yo llamo a muchos de mis compatriotas "el grupo de los demasiado".

- Tienen demasiado que hacer.

- Están demasiado apurados.

- Están a cargo o son responsables de demasiadas cosas.

- Tienen demasiadas deudas.

- Tienen demasiado trabajo que hacer, en un lapso de tiempo específico.

- Tienen demasiados trastos acumulados.

- Tienen demasiadas frustraciones y, por ende, ¡deben tomar demasiados tranquilizantes y medicinas para el estómago!

Para completar, tenemos expectativas distorsionadas sobre cómo debe ser la vida o lo que esta debe proporcionarnos.

- Esperamos que nuestros hijos sean perfectos...y no lo son.

- Esperamos que los demás actúen correctamente (según nuestra definición de lo que es "correcto")…y no lo hacen.

- Nos esforzamos en proteger a nuestros hijos del peligro, dándoles amor y orientación…y ellos se revelan y van precisamente en busca de las mismas cosas de las que intentamos protegerlos.

- Esperamos que nuestra profesión sea satisfactoria y gratificante…y no lo es.

- Esperamos que nuestra iniciativa de negocios prospere…y se desmorona.

- Esperamos que la persona que amamos sea la pareja perfecta…y nos sorprendemos al darnos cuenta de que la persona perfecta no existe.

Luego, con frecuencia le añadimos un poco de espíritu competitivo a nuestras expectativas distorsionadas. Comparamos continuamente nuestros logros con los de los demás y casi siempre nos consideramos inferiores en una o más categorías.

Si existen dos quejas comunes de los estadounidenses que sufren estrés, son estas:

- "¡Estoy tan ocupado!".

- "¡Estoy tan cansado!".

Ambas quejas surgen de tener demasiado que hacer en muy poco tiempo.

Cada vez que veo a un paciente cuya salud se deteriora

debido a su ritmo de vida acelerado, le explico que la vida no es una carrera de velocidad, sino un maratón. Le digo que necesita bajar la velocidad y disfrutar de la vida a trote. Quienes van por la vida a una velocidad vertiginosa andan en una búsqueda frenética de cosas temporales que creen que deben tener, lograr o hacer.

La mayoría de las veces, aquellos que están demasiado ocupados o demasiado cansados tienen la profunda sensación intuitiva de que lo que más necesitan en realidad es "tiempo con otros". Necesitan pasar más tiempo con su cónyuge o con sus hijos. Podrían necesitar más tiempo con sus padres ancianos, nietos, o amigos. Para tener más tiempo con otros, lo único que se necesita es apagar algunos aparatos como la televisión, la computadora o el teléfono, y realizar actividades que involucren conversación, labores o pasatiempos divertidos con otras personas.

La tercera gran queja que escucho de la gente que sufre de estrés es la siguiente: "¡Tengo demasiado que hacer!". Generalmente, esto se puede traducir como: "Me he comprometido a hacer demasiadas cosas" o "Estoy trabajando demasiadas horas".

¿Qué hay detrás de estos factores externos? Casi siempre un profundo deseo de tener más posesiones materiales, reconocimientos, fama o aprobación. Millones de estadounidenses viven con un exceso de posesiones y un espacio inadecuado. Tal vez lo que desean es ganar amistades o sentirse valorados al asumir tantas responsabilidades (que incluyen la participación en juntas directivas, clubes y sociedades, o el cuidado de otras personas de quienes no son realmente responsables).

Tengo varios pacientes que prácticamente derrochan

sus vidas en los centros comerciales. Son adictos a la borrachera que les produce ir de compras, y gastan muchas veces dinero que en realidad no tienen. El estadounidense promedio tiene deudas que ascienden a ocho mil dólares en tarjetas de crédito[1] lo cual significa que nuestra nación, como un todo, tiene más de seiscientos mil millones de dólares en deudas de tarjetas de crédito.[2] Sears gana más dinero en créditos que en la venta de mercancías, ¡una empresa fundada por un hombre que solo pagaba en efectivo![3]

EL DESMORONAMIENTO DE LOS MUROS

¿Qué consecuencias tiene que un altísimo porcentaje de la población de nuestro país esté demasiado ocupado, demasiado cansado, y con demasiadas cosas pendientes por hacer, por razones que generalmente tienen origen en el materialismo y la lucha por recibir valoración? De esto se derivan al menos tres consecuencias.

1. Las relaciones se ven afectadas.

Lo primero es que las relaciones se ven afectadas. La tasa de divorcio en nuestro país ha aumentado en más del doble desde 1950, con aproximadamente uno de cada dos matrimonios terminando en fracaso. La mayoría de los nuevos matrimonios no durarán más de siete años.[4] Aquello que la gente realmente necesita —relaciones más profundas y satisfactorias— es lo primero que se sacrifica al estar demasiado ocupada, cansada, o teniendo demasiado que hacer.

2. Se desarrolla una obsesión por escapar.

Segundo, la gente se obsesiona buscando nuevas maneras de escapar de las presiones que sienten. Buscan más entretenimiento en la forma de libros, programas de televisión, videos, y videojuegos. Actualmente, el telespectador promedio mira entre veinte y treinta y seis horas de televisión a la semana.[5]

Esta gente busca tener más juguetes, visitar más lugares, y tener más actividades y pasatiempos que los ayuden a "relajarse". Como parte de su intento de escapar de la presión, cada vez más gente come afuera o aumenta su consumo de comida rápida. ¿Qué consecuencias traen estas diferentes formas de escape? En la gran mayoría de los casos, generan una exorbitante cantidad de información (mucha más de la que cualquier persona puede asimilar o utilizar); una cantidad exorbitante de imágenes sexuales (que tienden a alimentar la lujuria y, con el tiempo, llevan a comportamientos que destruyen las relaciones); una enorme cantidad de gastos; y un plan de alimentación demasiado poco saludable.

3. Se crea una visión distorsionada de aquello que es valioso.

Tercero, la gente que está demasiado cansada, demasiado ocupada, o que tiene demasiado que hacer, tiende a perder el enfoque de aquello que es importante, ya que siempre está preocupada por lo urgente. Responde a la necesidad del momento en vez de planificar y perseguir una vida que esté enraizada en lo que considera realmente vital y valioso.

Fíjese en lo que ocurre en el sitio de trabajo. Los grandes objetivos de realizar el trabajo con frecuencia se pierden en un mar de repiques telefónicos, correos electrónicos, mensajes de voz, mensajes de texto y mensajes instantáneos. Actualmente, ¡un empleado de oficina promedio recibe más de cien correos electrónicos, memos y mensajes de voz al día![6]

¡Sepa de cuánto estrés sufre usted ahora!

¿Cómo puede usted saber si se encuentra bajo estrés? Estudie su cuerpo. Sin tratar de relajarse, revise rápidamente estas cinco partes de su cuerpo:

- ¿Tiene el ceño fruncido?
- ¿Tiene la quijada contraída?
- ¿Tiene los hombros encorvados?
- ¿Tiene los dedos de los pies crispados?
- ¿Siente los músculos de sus hombros, brazos, piernas, manos o espalda apretados?

Si es así, su cuerpo muestra señales de estrés.

ESTE CICLO PUEDE LITERALMENTE MATARLO

A veces se necesita tener una experiencia cercana a la muerte para definir nuestros valores y retomar una vida estructurada basada en nuestras prioridades personales y no en las exigencias del mundo exterior.

Tomemos por ejemplo a Bill, uno de mis pacientes. Bill sufrió un terrible infarto cuando estaba a mitad de sus cuarentas, y no se esperaba que sobreviviera. Su familia se reunió alrededor de su cama a recordar con él los momentos felices que habían vivido. Este hombre había sido un ejecutivo muy resuelto, pero sufría de frustración extrema. Había sacrificado a su familia para ascender en el mundo laboral. Estaba cerrando negocios mientras sus hijos jugaban pelota. Su empeño era triunfar.

Bill desarrolló hipertensión y niveles elevadísimos de colesterol. Tenía sobrepeso y diabetes. Sus problemas se agravaron en su casa, debido mayormente a su ausencia como padre. Sus hijos adolescentes comenzaron a experimentar con drogas y con el tiempo se volvieron adictos. Su hijo fue arrestado por posesión de drogas y luego por venta de éxtasis, y cayó en prisión. Su hija se volvió alcohólica y tuvo varios abortos. Ella se deprimió tanto, que intentó cometer suicidio en varias ocasiones. Su otro hijo se volvió homosexual y contrajo SIDA. Su esposa, deprimida y agobiada, solía consolarse comiendo. Era delgada cuando se casó con Bill, pero su consumo emocional de comida la llevó a desarrollar obesidad mórbida.

El mundo de Bill se estaba literalmente desmoronando. Su cuerpo no estaba nada bien. La gente que más amaba se estaba autodestruyendo. Fue en la época en que su hijo fue a prisión que sufrió el terrible infarto.

Contra todo pronóstico, Bill sobrevivió al infarto, y tomó la decisión de cambiar su vida radicalmente. Ya no luchó más en el tráfico para adelantar a otros conductores y llegar a su destino tres minutos antes. Bajó el ritmo, comenzó a fijarse en las flores en su vecindario que nunca había notado, y realizó caminatas al aire libre. Tomó la decisión de disfrutar realmente cada día durante el resto de su vida. Comenzó a escribirle habitualmente a su hijo en prisión. Contactó nuevamente a sus otros hijos y comenzó a asistir a la iglesia cada semana con su familia. Él y su esposa comenzaron a ejercitarse en el gimnasio y se prometieron el uno al otro que dejarían de luchar y retomarían las prioridades y las metas que tenían al casarse: un matrimonio amoroso, saludable, desinteresado y centrado en Dios.

¿Tuvieron Bill y su esposa éxito inmediato cuando intentaron cambiar? No. Pero la presión que sentía Bill se aligeró en el instante en que decidió realizar esos cambios.

¿Siguen Bill y su esposa en la búsqueda de esas metas que anhelan profundamente? Sí. Ambos sienten una gran paz —tienen muchas menos frustraciones, luchas y estrés nublando su existencia— y están reconstruyendo sus relaciones resquebrajadas con nuevos "ladrillos" de amor, paciencia y compresión.

Créame, yo lo entiendo

Yo también he pasado por eso. Para que no piense que soy un doctor que solo sabe dar consejos sin haber vivido aquello que crea la necesidad de tales consejos, permítame compartir con usted mi historia personal.

En mi tercer año en la escuela de medicina, mientras corría una carrera de tres millas (4.8 km) a 95 grados de temperatura (35 C°), con casi 100 por ciento de humedad, sufrí una grave insolación. Mi temperatura corporal llegó a 108 grados Fahrenheit (42 C°).

Me trasladaron rápidamente a una sala de emergencia, donde recibí fluidos intravenosos. Los músculos de mis piernas estaban literalmente explotando. Se trata de una patología denominada rabdomiolisis. Pude ver como mis piernas se atrofiaban frente a mis ojos. El dolor era insoportable.

Me hospitalizaron durante dos o tres semanas, a fin

de recibir cantidades enormes de fluidos intravenosos y mantenerme en observación ante posibles fallas renales. Debido a la atrofia del músculo, comencé a producir una orina de color marrón, y me sentía tan débil que me vi forzado a utilizar una silla de ruedas.

En vez de mejorar, mi estado empeoraba, ya que los músculos de mis piernas continuaban deteriorándose a pesar de todos los tratamientos. Buscamos a un cirujano para que me realizara una biopsia muscular. Esta reveló necrosis muscular extendida, es decir, muerte celular muscular. Me dijeron que probablemente nunca volvería a caminar. En esa época, mis brazos lucían literalmente más largos que mis piernas.

Me sentía bajo un estrés extremo. Había faltado más de un mes a la escuela de medicina, ¡y me habían dicho que probablemente no caminaría nunca más!

Necesitaba un milagro, y eso fue lo que recibí. Después de un par de meses de descanso y mucha oración, pude caminar nuevamente. Milagrosamente, recuperé la fuerza y el tamaño de los músculos de mis piernas.

Pero como resultado de faltar tanto a clases, tuve una gran cantidad de trabajo atrasado. El estudio de la medicina ya es bastante difícil sin necesidad de faltar un mes. Nuevamente, la oración y la sabiduría divina sobre cómo utilizar mejor mi tiempo y centrarme en mis estudios, me ayudaron a salir adelante.

Después de graduarme en la facultad de medicina, comencé mi pasantía y residencia en el Hospital de Florida, en Orlando, Florida, en la especialidad de medicina familiar. Estaba de guardia cada cuatro noches, y normalmente no dormía durante las guardias. La presión por el horario de residente y las exigencias del trabajo —las cuales generan tanto estrés que muchos egresados de la escuela de medicina colapsan durante este período— empeoró por el nacimiento de nuestro hijo, Kyle. Sin embargo, ¡yo persistí!

En mi segundo año de residencia trabajé medio tiempo o de madrugada en salas de emergencia, uno o dos fines de semanas al mes. Una de las salas de emergencia tenía una rotación de cuarenta y ocho horas los fines de semana. Era un trabajo especialmente difícil porque no dormía durante todo el fin de semana, y tenía que llegar radiante y muy temprano para mi entrenamiento de residente el lunes en la mañana.

Luego de la residencia, abrí un consultorio privado especializado en medicina familiar. Trabajaba cinco días a la semana y atendí "llamadas de emergencia" cada noche durante años. No tomé vacaciones en diez años. Muchas veces los pacientes me despertaban de un sueño profundo por problemas menores, como constipación o insomnio. ¡Una pareja una vez me llamó para pedirme terapia de pareja por teléfono a las cuatro de la mañana!

Mi irritabilidad y mi fatiga iban en aumento, y se me hacía cada vez más difícil concentrarme. También me volví más olvidadizo. Algunas mañanas, mi esposa me preguntaba quién me había llamado a mitad de la noche y nos había despertado, y yo la miraba con una expresión de no estar seguro. En realidad había olvidado quien había llamado, si había dado una prescripción por teléfono y qué prescripción había sido. Estudios actuales han demostrado que una sola noche sin dormir puede afectar la habilidad de conducir tanto como tener un nivel de alcohol en la sangre de 0,10 por ciento, lo cual es más alto que el límite legal para conducir.[7]

¿Está usted agotado? Una prueba de agotamiento adrenal

DR. COLBERT APROBADO

Si usted se marea o siente como un desvanecimiento cuando se levanta rápidamente, eso podría ser un indicativo de que se encuentra en la etapa de agotamiento del estrés.

Una prueba sencilla de agotamiento adrenal es medir su presión sanguínea mientras se encuentra acostado. Descanse cinco minutos. Luego levántese e inmediatamente mida nuevamente su presión sanguínea. Si es diez puntos más baja, es muy probable que sus adrenales estén agotados. Solo asegúrese de no estar deshidratado, porque ello puede tener el mismo efecto.

Yo mido la función adrenal de los pacientes mediante un análisis de los niveles de cortisol en la saliva a las ocho de la mañana, al mediodía, a las cuatro de la tarde y a las ocho de la noche. También analizo los niveles de sulfato DHEA.

El estrés que conllevaba este ritmo de vida con el tiempo se reflejó en mi cuerpo, así como en mi mente y mis emociones. Una mañana me levanté con una fuerte comezón e irritación en mis piernas. Me apliqué crema con hidrocortisona, pero la irritación y la comezón empeoraron, y se extendieron hacia mis rodillas, brazos, codos y manos. Pensé que había contraído escabiosis de un paciente que había visto recientemente. Me apliqué loción Kwell de la barbilla hacia abajo, pero la comezón e irritación siguieron empeorando.

Finalmente, consulté a un amigo dermatólogo y me diagnosticó psoriasis, pero no la psoriasis típica de placas y escamas platinadas. Me prescribió unas cremas frías de alquitrán que me hacían oler a kerosene y manchaban mi ropa y mis sábanas de un color amarillo naranja. La comezón y la irritación continuaron.

Muchos de mis pacientes me veían la piel y me preguntaban sobre mi "problema". ¡Sin duda tenían miedo de que fuera contagioso!

Después de un tiempo, gracias a un proceso de desintoxicación y de suplementos dietéticos, la psoriasis cedió, pero comencé a darme cuenta de que volvería a aparecer cada vez que me encontrara en un estado de mucho estrés.

El estrés generado por el exceso de trabajo —no solo las largas horas y las presiones asociadas con la medicina, sino también la gran cantidad de noches de guardia sin descanso— me generó una fatiga extrema, y mi sistema inmune se vio afectado. Desarrollé infecciones recurrentes, y tomaba antibióticos con frecuencia para tratar la sinusitis. Luego desarrollé síndrome del colon irritable agudo, con dolores abdominales, hinchazón y episodios de diarrea. La enorme fatiga me produjo pérdida de memoria a corto plazo.

Para rematar, me seguía sintiendo preocupado por la deuda que había adquirido para abrir mi consultorio privado debiendo aún los préstamos estudiantiles. Como muchos médicos, también temía las posibles demandas, y los costos en aumento del seguro por mala praxis médica representaban una carga financiera. En otras palabras, también estaba sufriendo de ansiedad.

Todos estos factores convergieron para ponerme en una espiral descendente: la fatiga empeoró; mi sistema inmunológico se debilitó aún más; y se agravaron la sinusitis crónica, la psoriasis y el síndrome de colon irritable.

Cuanto más sufría de infecciones y de síndrome de colon irritable, más fatiga sentía y más se debilitaba mi sistema inmunológico. ¡Estaba atrapado! Yo era doctor, pero estaba enfermo. Literalmente, me estaba cocinando en mi propio caldo, y no sabía cómo salir del aprieto.

Recuerdo lo que un profesor de psiquiatría, exdermatólogo, dijo durante una conferencia en la facultad de medicina. En su especialidad anterior, él había tratado a muchos pacientes con psoriasis. Yo quería saber por qué había decidido abandonar la dermatología e irse por la psiquiatría, y su respuesta me sorprendió. Me dijo que luego de tratar a tanta gente que sufría de problemas cutáneos, había llegado a la conclusión de que la gente en realidad "lloraba a través de la piel". Eso fue lo que lo llevó a practicar de nuevo como residente, pero en el área de psiquiatría. Estaba convencido de que los problemas cutáneos eran solo señales superficiales de problemas mucho más profundos.

Ese debió haber sido el momento en que las cosas tocaron fondo…pero no. Aumenté aún más mi propio estrés escribiendo libros y tratando de cumplir con las fechas de publicación pautadas. Para entonces, mi hijo ya era un adolescente y estaba en una etapa de rebelión. Pasé muchas noches en vela orando por él.

En la búsqueda de soluciones para mis propios

problemas de salud, pasé los siguientes años aprendiendo sobre nutrición, desintoxicación, y alimentación saludable, así como sobre la importancia de reducir el estrés y lidiar con las emociones negativas. Sin embargo, solo pude recuperar la salud cuando comencé a disfrutar del sueño restaurador adecuado, saldar la deuda de sueño acumulada, y vivir una vida más apacible.

Sin duda la falta de buen sueño había afectado mi capacidad de estar alerta, mi rendimiento laboral, mi concentración, mi memoria, y con el tiempo mi salud. Allí estaba, apenas con un poco más de treinta años y ya había sacrificado mi salud por poner toda mi atención en el trabajo y no identificar las señales de alerta que me daban mi cuerpo y mi mente.

Finalmente, tuve que admitir que mi problema principal era la falta de descanso adecuado, así que comencé a delegar las llamadas de emergencia a otros doctores. Con el tiempo, dejé de atender llamadas de emergencia nocturnas por completo. Considerar mi sueño una prioridad —ir a dormir a la misma hora todos los días, levantarme aproximadamente a la misma hora todas las mañanas, y que mi sueño no fuera interrumpido durante noche— me permitió ponerme al día con la gran deuda de sueño que había acumulado y recuperar mi salud.

El descanso que necesita

¿Estaba yo al tanto de "la carrera de ratas", de la lucha por lograr mis objetivos, y de avanzar por la vida sin el descanso adecuado ni cómo escapar de ese ciclo sin fin? En realidad, sí.

Tuve que aprender a lidiar con la falta de descanso, no

en teoría, sino para poder sobrevivir. La información que usted leerá en este libro es la que yo apliqué a mi propia vida. Ella me salvó literalmente de la enfermedad física, emocional y mental, y posiblemente de una muerte prematura. Yo sigo viviendo de acuerdo con estos principios, los cuales he enseñado a innumerables personas. Para mí es un privilegio compartir estas verdades con usted.

Si yo conseguí la manera de abandonar mi estilo de vida de "bebida energética" y he ayudado a otros como Bill a abandonarlo, no tengo dudas de que usted también puede hacerlo. Usted no tiene que competir contra nadie, exprimiéndose la vida y sufriendo largas noches de desvelo. Es posible dar inicio a un nuevo plan de vida en este momento, uno que llene su vida de energía, basado en un estilo de vida apacible.

La intención de Dios nunca fue que usted pasara los días y los meses sintiéndose cada vez más desgastado. Jesús dijo:

> "Vengan a mí todos ustedes que están cansados y agobiados, y yo les daré descanso, carguen con mi yugo y aprendan de mí, pues yo soy apacible y humilde de corazón, y encontrarán descanso para su alma. Porque mi yugo es suave y mi carga es liviana".
> —MATEO 11:28-30

Si su ritmo de vida actual lo deja sintiéndose exhausto, desgastado y derrotado, descanse confiado de que esas cosas no son la voluntad de Dios para usted. Si usted está luchando para encontrar equilibrio y descanso, ¡hay esperanza! Descubrámosla juntos, comenzando con el motivo por el cual el buen descanso es tan vital para nuestra salud.

z Factores para una noche z de buen sueño

- Sea honesto con usted mismo: ¿Cómo luce su "carrera de ratas" personal en este momento? ¿Cuál es el verdadero costo de lo que usted está tratando de alcanzar o lograr?

- Sepa que, en cualquier momento, la vida le pasará factura. Sus relaciones se verán afectadas, entrará en "modo escape", y perderá de vista lo que realmente importa. ¿Ya llegó a ese punto? ¿Está listo para cambiar sus fichas?

- Usted no tiene que competir contra nadie, exprimiéndose la vida y sufriendo largas noches de desvelo. Dios quiere algo infinitamente mejor para usted, y ese algo comienza con el descanso adecuado.

Capítulo 1

¿POR QUÉ NECESITO DORMIR?

L A PRIMERA VEZ que el presidente Clinton se postuló como candidato presidencial, declaró que estuvo las últimas cuarenta y ocho horas de su campaña sin dormir debido a su gran deseo de convertirse en presidente.[1] Más tarde, sin embargo, después de una serie de escándalos, Clinton cambió de opinión acerca del sueño. Dijo que cada uno de los errores graves que había cometido en su vida, habían sido producto del cansancio extremo. De hecho, la exconsejera de la Casa Blanca, Beth Nolan, culpó a la falta de sueño como la responsable de uno de los escándalos de la era Clinton. Le dijo al Congreso que, al igual que el presidente, ella apenas había tenido un par de horas de sueño la mayoría de las noches de esa semana. "Si yo hubiese dormido más y el Presidente hubiese dormido más...se habrían hecho más llamadas", dijo ella.[2]

Muchas profesiones en el atareado mundo de hoy son agotadoras y estimulan la privación del sueño. Se cree que hace un siglo, antes de que Thomas Edison inventara el bombillo, la persona promedio tenía alrededor de diez horas de sueño. Actualmente, la persona promedio duerme menos de siete horas por noche.[3] Vivimos en un mundo en el que ya no importa si es de día o de noche. Gracias a la tecnología moderna podemos trabajar sin importar la hora. Ahora nuestras agendas están tan repletas que no tenemos suficiente tiempo para hacer todo y, en consecuencia, tendemos a acortar nuestro tiempo de sueño. Terminamos pagando nuestro exceso de actividades con somnolencia y cansancio.

Puedo ver la evidencia de esto en mi consultorio. La queja principal de los pacientes que llegan a mi oficina es "estoy cansado". Se desploman en la silla, mirándome bajo el peso de su cansancio. ¡A veces me da miedo cuando se van de mi oficina, porque no parecen estar lo suficientemente despiertos para conducir hasta sus casas!

Nuestros cuerpos y mentes no fueron creados para funcionar de esa manera. Dios nos hizo una promesa de sueño profundo y restaurador. El Salmo 127:2 dice: "Dios concede el sueño a sus amados" (NVI). Dios quiere mucho más que esto para usted, y si usted se toma en serio las enseñanzas de este libro, estará encaminado hacia esa vida ideal que Dios quiere para usted.

Suena la alarma

Comencemos por echar un vistazo a algunas estadísticas relacionadas con el creciente problema actual del sueño.

- Una encuesta realizada en 2005 por la *National Sleep Foundation* halló que setenta y cinco por ciento de los adultos han presentado al menos un síntoma relacionado con un problema de sueño, y cincuenta y cuatro por ciento ha experimentado al menos un síntoma de insomnio.[4]

• Los estadounidense duermen en promedio un poco menos de siete horas por noche, pero los expertos en sueño generalmente recomiendan de siete a ocho horas de sueño por noche.[5]

• Aproximadamente el cuarenta por ciento de los adultos ronca.[6]

• Aproximadamente el sesenta por ciento de los niños, especialmente los adolescentes, reportan sentirse cansados durante el día.[7]

• Las mujeres sufren de insomnio con mayor frecuencia que los hombres.[8]

• De acuerdo con un estudio, desde los dieciséis hasta los cincuenta años los hombres van perdiendo aproximadamente el ochenta por ciento de su capacidad de dormir profundamente.[9]

• El insomnio es más común en personas mayores de sesenta y cinco años, y más de la mitad de ellos experimenta algún trastorno del sueño.[10]

• Las personas mayores normalmente también toman medicamentos que entre sus efectos secundarios producen insomnio.[11]

• Las personas mayores también son más proclives a desarrollar ansiedad, depresión y tristeza, las cuales se asocian con el insomnio.[12]

- De la totalidad de los adultos, del veinte al cuarenta por ciento sufre de insomnio en el transcurso de un año.[13]

- Más de setenta millones de estadounidense sufren de desórdenes del sueño y de desvelo.[14]

- Una de cada tres personas sufre de insomnio en algún momento de su vida.[15]

- El insomnio es el tercer problema de salud más frecuente después de los dolores de cabeza (segundo lugar) y otros tipos de dolor (primer lugar).[16]

- Las personas con insomnio son más proclives a sufrir de depresión.[17]

- Un estimado de cincuenta a setenta millones de estadounidenses viven al borde del colapso mental y físico debido a la falta de sueño.[18]

- Investigadores hallaron que en solo un año, se emitieron aproximadamente cuarenta y dos millones de prescripciones de pastillas para dormir para niños y adultos en Estados Unidos.[19]

- Un estimado de sesenta millones de estadounidenses sufren de insomnio y otros desórdenes del sueño.[20]

- Más de la mitad de la población adulta estadounidense sufre de insomnio al menos cinco veces por semana. Como resultado, más del cincuenta por ciento de la población de Estados Unidos experimentará somnolencia durante el día.[21]

- La evidencia demuestra que el descanso y el sueño inadecuados pueden reducir la duración de la vida entre ocho y diez años.[22]

- Una encuesta reciente reveló que aproximadamente el cuarenta por ciento de la población adulta indicó estar tan somnolienta, que sus actividades diarias se veían afectadas.[23]

- Más de la mitad de los adultos estadounidenses experimentan somnolencia durante el día.[24]

Estas estadísticas son sorprendentes, pero eso no es todo. Investigaciones médicas revelan claramente lo que ocurre cuando usted no tiene suficientes horas de sueño.

1. Aumenta su riesgo de desarrollar diabetes tipo 2.

Un estudio publicado por la revista médica *Lancet* reveló que, aun en personas jóvenes y saludables, un déficit de sueño de tres a cuatro horas por noche en el transcurso de una semana afecta la habilidad del cuerpo de procesar carbohidratos, lo que lleva a algunas personas a un estado prediabético.[25] Además, un estudio halló que la gente que limita su sueño a solo cuatro horas por noche durante varias noches, experimenta cambios en las hormonas que controlan el apetito, resultando en un mayor consumo de alimentos y en aumento de peso,[26] lo que demuestra que la falta de sueño adecuado aumenta considerablemente el riesgo de sufrir obesidad.

2. Aumenta su riesgo de sufrir enfermedades cardíacas.

Un estudio del año 2004 halló que las mujeres que tenían en promedio solo cinco horas de sueño por noche eran treinta y nueve por ciento más propensas a sufrir enfermedades cardíacas que aquellas que dormían ocho horas por noche.[27]

3. Se vuelve torpe y atolondrado.

La falta de sueño reduce su velocidad de reacción, acorta su rango de atención y afecta su memoria, su proceso de toma de decisiones y su coordinación. La gente que está hasta diecinueve horas sin dormir obtiene calificaciones significativamente más bajas en las pruebas de desempeño y lucidez que aquellos con un nivel de alcohol en la sangre de .08, lo que según la ley equivale a estar borracho.[28]

4. Pone en peligro su trabajo.

Según *la National Commission on Sleep Disorders at the National Institutes of Health* en Bethesda, Maryland, la privación de sueño tiene un costo aproximado de ciento cincuenta mil millones de dólares al año por el incremento del estrés y la reducción de la productividad en el sitio de trabajo.[29]

Un tercio de los empleados adultos de Estados Unidos, o faltaron al trabajo o cometieron errores en el trabajo en los últimos tres meses debido a la falta de sueño.[30] Nadie toma alcohol en el trabajo, pero muchos van a trabajar después de pasar toda la noche despiertos o de dormir muy poco, y funcionan como si estuvieran borrachos.

5. Pone en peligro su vida y la vida de los demás.

La privación del sueño es responsable de al menos cien mil accidentes automovilísticos y mil quinientas muertes al año, según un informe del año 2002 de la *National Highway Traffic Safety Administration*. La mitad de los estadounidenses admite haber conducido en estado de somnolencia. Los estudios muestran enormes picos en el número de accidentes causados por personas somnolientas al volante durante la noche y pequeños picos durante la tarde.[31]

6. Reduce su energía sexual

La privación del sueño aumenta los niveles de cortisol, bloqueando la respuesta normal de los testículos a la testosterona y disminuyendo la producción de los precursores hormonales de la testosterona. Esta es una de las razones por las cuales los hombres jóvenes en campos militares generalmente tienen una energía sexual menor, aunque usted no lo crea.[32]

7. Se hace propenso a contraer enfermedades.

Una variedad de males físicos se asocian con el insomnio, incluyendo: fatiga crónica, fibromialgia, síndrome de dolor crónico, enfermedades autoinmunes, hipertensión, obesidad, depresión y otras formas de enfermedad mental.

Los adultos diagnosticados con problemas de salud comunes, como: presión arterial alta, artritis, acidez estomacal y depresión, afirman que raramente tienen una noche de buen sueño, lo que demuestra una relación entre la falta de sueño y las enfermedades. La gente con estos padecimientos es casi dos veces más propensa a experimentar somnolencia frecuente durante el día que aquellos que no sufren de ellos.[33]

8. Pone en riesgo su matrimonio

Estudios demuestran altas tasas de divorcio entre aquellos que no tienen el descanso adecuado.[34] Disfrutar de la cantidad apropiada de sueño es beneficioso para usted y para quienes lo rodean.

9. Crea muchos más problemas.

A continuación le ofrezco un resumen adicional de lo que usted arriesga al no descansar lo suficiente:

- Perdida de enfoque, concentración, memoria y creatividad; así como de su capacidad de mantenerse alerta y del rendimiento laboral.

- Problemas para tomar decisiones.

- Menos oportunidades de recargar, restaurar y renovar su cerebro y su cuerpo.

- Desequilibrio de neurotransmisores como la serotonina, la norepinefrina y la dopamina, los cuales se asocian normalmente con ansiedad, depresión, irritabilidad, mal humor y cambios de temperamento.

- Sistema inmunológico comprometido y disminución de las células NK, lo que trae como resultado más resfriados, gripes y otras infecciones.

- Aumento del riesgo de sufrir cáncer debido a la disminución de las células NK y un sistema inmunológico más débil.

- Mayor riesgo de inflamación, que es la base de la mayoría de las enfermedades degenerativas, incluyendo enfermedades cardíacas, cáncer, Alzheimer, artritis, asma y muchas más.

• Aumento de los dolores de cabeza, irritación en las articulaciones y problemas estomacales.

ENTENDAMOS LA DEUDA DEL SUEÑO

Como narré en la introducción de este libro, durante mi residencia médica y mis primeros años de práctica sufrí una privación de sueño tremenda. Cada cuatro noches estaba de guardia. Con frecuencia pasaba la noche entera sin dormir y luego tenía que ir a trabajar al día siguiente. En esa época de mi vida me sentía fatigado y aletargado la mayor parte del tiempo.

La verdad es que cuanto menos dormimos, más deuda de sueño acumulamos, y puede ser difícil ponerse al día. Los problemas de salud que sufrí en mis treintas fueron el resultado de acumular una enorme deuda de sueño. Mi cuerpo necesitaba una cierta cantidad de sueño nocturno para funcionar de manera óptima. Yo necesito al menos ocho horas de sueño para funcionar óptimamente. Pero en vez de dormir ocho horas durante mi pasantía y residencia, dormía una o dos horas cada cuarta noche. Así que tenía una deuda de sueño de seis o siete horas las noches que estaba de guardia.

La diferencia entre el número de horas que usted necesita dormir cada noche, que para mí son aproximadamente ocho horas, y el número de horas que usted duerme en realidad es igual a su deuda de sueño. Por ejemplo, yo dormía quizás una hora el lunes, ocho horas el martes, ocho horas el miércoles, ocho horas el jueves, y una hora el viernes. Es decir, acumulaba una deuda de catorce horas solo en cinco días.

Ahora, cuanto más grande sea su deuda de sueño, más fuerte será el impulso de dormir. Su deuda de sueño es también acumulativa. Una deuda de sueño es muy similar a la de alguien que habitualmente retira más dinero de la cuenta bancaria que el que deposita. Con el paso de los días, entrará cada vez más en balance negativo.

En otro ejemplo, el último semestre universitario de mi hijo fue bastante difícil. Pasó noches en vela estudiando y, como resultado, acumuló una deuda de sueño considerable. De paso, su primer hijo nació en esa época. Cuando regresó a casa de la universidad, durmió de doce o catorce horas cada noche durante las primeras dos semanas. Me di cuenta de que estaba pagando la deuda de sueño que le debía a su cuerpo.

Cuanto más deuda de sueño acumulamos, más aumentan la fatiga y la irritabilidad, y más disminuyen el desempeño laboral, la memoria y la concentración. También aumentará el riesgo de tener un accidente de tráfico o lesión de trabajo y, con el tiempo, puede acarrear problemas de salud.

También podría dormir demasiado

Así como la falta de sueño está asociada con muchos problemas de salud, también lo está el exceso de sueño. Muchos problemas médicos están relacionados con dormir demasiado, incluyendo la diabetes tipo 2 y la obesidad. En un estudio de casi nueve mil estadounidenses, la gente que dormía más de nueve horas por noche tenía cincuenta por ciento más riesgo de sufrir de diabetes que las personas que dormían siete horas. También se observó un aumento en el riesgo de sufrir diabetes en aquellos individuos que dormían menos de cinco horas por noche.[35]

Otro estudio demostró que las personas que duermen nueve horas o más por noche son veintiún por ciento más propensas a sufrir de obesidad en un periodo de seis años que aquellos que duermen entre siete y ocho horas por noche.[36]

Diferentes estudios han demostrado que quienes duermen nueve horas o más por noche tienen una tasa de mortalidad significativamente más alta que aquellos que duermen de siete a ocho horas por noche.[37]

Las investigaciones han hallado que, en mujeres postmenopáusicas, las que duermen nueve horas o más por noche son setenta por ciento más propensas a sufrir derrames isquémicos que aquellas que duermen un promedio de siete horas por noche. Las mujeres que duermen seis horas o menos por noche tienen un riesgo catorce por ciento mayor de derrame, en comparación con aquellas que duermen siete horas por noche.[38]

Pero los que duermen nueve horas por noche no deben pensar que van a morir prematuramente. La mejor manera de determinar si usted duerme lo suficiente es haciéndose estas dos preguntas:

1. ¿Se despierta usted renovado?

2. ¿Está alerta durante el día?

Lo primero que hay que entender es que demasiado sueño puede ser tan peligroso para su salud como la falta de sueño.

Restáurese

Cada noche, cuando los parques temáticos de Walt Disney World cierran sus puertas y la multitud regresa a casa, comienzan las horas más importantes del día de Disney. Se encienden unas grandes luces, y una gran cantidad de empleados repara y limpia cada atracción, cada caminería y cada puesto de comida. Cuando las puertas abren al día siguiente, los parques están completamente renovados. La basura del día anterior ha desaparecido y las montañas rusas están en condiciones óptimas nuevamente.

Algo parecido ocurre con nuestro cuerpo todas las noches. Durante esas valiosas horas, el cuerpo se apaga y se autorepara. El sistema inmunológico se recarga. Los órganos principales se restauran. Células nuevas reemplazan a las viejas. La mente se relaja y ordena sus pensamientos, creando un estado mental saludable.

Pero, ¿qué pasaría si Walt Disney World estuviera abierto toda la noche o permitiera la entrada hasta las tres de la mañana acortando el tiempo de reparación? Con el tiempo se volvería un parque poco seguro, insalubre y poco atractivo. Terminaría siendo una sombra de lo que es, precipitándose hacia el desastre financiero y, lo que es peor, causando accidentes o muertes en atracciones que no tienen el mantenimiento adecuado.

La falta de sueño es igual de desastroso para usted como individuo. Una buena noche de sueño es gratis. Una mala noche de sueño es costosa, porque causa daño a su salud. El sueño y el descanso son muy importantes por los beneficios que traen a su salud.

Aquí le indico algunas maneras en que un buen sueño lo restaura.

1. El sueño regula la liberación de hormonas importantes.

Cuando usted duerme, se secreta la hormona del sueño. Esta es la hormona que hace crecer a los niños, regula la masa muscular y ayuda a controlar la grasa en los adultos. Cuando no se duerme lo suficiente se interrumpe la función de esta hormona. La falta de sueño podría ser en parte culpable de que dos tercios de los estadounidenses sufran de sobrepeso u obesidad. La leptina, otra hormona secretada durante el sueño, influye directamente en el apetito y el control de peso. Es la que le dice al cuerpo cuando está "lleno". Una persona que no tiene suficiente de estas hormonas reguladoras, con frecuencia tiene un apetito insaciable.

2. Dormir disminuye la velocidad del proceso de envejecimiento.

La expresión "sueño reparador" es literalmente cierta. La hormona del crecimiento es secretada principalmente durante la noche mientras dormimos, junto a otras hormonas que nos ayudan a seguir luciendo jóvenes. Dormir frena el proceso de envejecimiento, y algunos dicen que es uno de los "secretos" más importantes para evitar las arrugas. La calidad del sueño en una persona es una de las maneras más importantes de estimar cuánto vivirá.

3. Dormir estimula el sistema inmunológico.

La gente que duerme nueve horas en vez de siete horas por noche tiene una actividad mayor de lo normal de las células NK. Las células NK destruyen virus, bacterias y células cancerosas.

4. El sueño mejora el funcionamiento del cerebro.

Un estudio demuestra que la privación a corto plazo del sueño puede disminuir la actividad cerebral relacionada con nuestra capacidad de estar alerta y el desempeño cognitivo.[39]

5. El sueño reduce los niveles de cortisol.

El estrés excesivo aumenta los niveles de cortisol, el cual interrumpe el equilibrio de los neurotransmisores del cerebro y hace que usted se sienta más irritable y propenso a la depresión, la ansiedad y el insomnio. Un nivel elevado de cortisol se relaciona con muchas enfermedades, pero la cura está en su almohada. Dormir el número suficiente de horas reduce los niveles de cortisol.

Dormir bien es uno de los mejores "principios de salud" que están a nuestra disposición pero, a pesar de ello, muy poca gente duerme lo suficiente. Como sociedad, los estadounidenses tienen una privación de sueño crónica. Uno de cada seis afirma que el insomnio es un problema importante en su vida. Al no dormir degradan e incluso arruinan su salud.[40]

La evidencia está allí

En resumen, no se pueden cuantificar los beneficios que el sueño reparador proporciona a su cuerpo y su mente. Dormir es absolutamente vital para su salud y su bienestar. Durante el sueño, usted recarga su mente y su cuerpo. Dormir le permite a su cuerpo restaurarse y recuperarse del cansancio. Además, durante el sueño sus células son capaces de regenerarse y rejuvenecer porque el cuerpo secreta hormonas del crecimiento que reparan tejidos y órganos.

El sueño le proporciona descanso físico y mental y le ayuda a restaurar su memoria. Soñar ayuda a su mente a clasificar y resolver conflictos emocionales. Durante el sueño, su cuerpo se reconstruye y elimina toxinas. Al descansar su cuerpo y su mente, aumenta su energía.

Pasamos hasta un tercio de nuestras vidas dormidos, así que tener la cantidad adecuada de sueño es vital para nuestra salud. Sin suficiente sueño, el cuerpo comienza a degenerarse rápidamente. Dormir lo adecuado realmente ayuda a disminuir el cortisol, la hormona del estrés. Si nuestro cerebro es privado de sueño durante largo tiempo, se produce envejecimiento cerebral.

La privación del sueño y el cansancio excesivo también pueden producir ansiedad, depresión e irritabilidad extrema, y pueden hacerle ganar peso. La falta de sueño puede debilitar drásticamente su sistema inmunológico, exponiéndolo a más resfriados, gripes y otras enfermedades infecciosas.

La fatiga también reduce las funciones mentales, causándole problemas en el trabajo o en el aula de clases. Quien está privado de sueño tiende a ser más olvidadizo y tener menor capacidad de concentración. La disminución de la coordinación entre el ojo y la mano puede resultar en una mayor incidencia de toda clase de accidentes.

El Dios todopoderoso que creó el universo con una sabiduría sin igual, también creó su cuerpo para que necesitara descanso. De hecho, Dios en su sabiduría hizo del descanso un principio fundamental para vivir en la tierra. La Biblia dice: "Y acabó Dios en el día séptimo la obra que hizo; y reposó el día séptimo de toda la obra que hizo. Y bendijo Dios al día séptimo, y lo santificó porque en él reposó de toda la obra que había hecho en la creación" (Gn. 2:2-3). El descanso es un regalo para todas las criaturas terrestres, de manera que puedan restaurar y refrescar sus fortalezas físicas, mentales y espirituales, y renovar su vitalidad.

El descanso que su cuerpo necesita es un requisito importante del plan de salud divina para usted, y su amoroso Creador está comprometido a que usted lo obtenga. Tome un momento y piense en el amor del Padre celestial mientras lee estas palabras: "El Señor es mi pastor, nada me faltará. En lugares de delicados pastos me hará descansar; junto a aguas de reposo pastoreará. Confortará mi alma" (Sal. 23:1-3).

Si usted sufre por no poder dormir lo suficiente, no se preocupe. Dios ha provisto sabiduría para ayudarle a comprender mejor las razones de su cansancio, y para que pronto pueda sentirse mucho mejor.

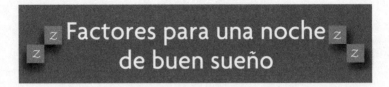

Factores para una noche de buen sueño

- Los riesgos para la salud de la falta de descanso son demasiados para nombrarlos: diabetes tipo 2, enfermedades cardiacas, cáncer, obesidad, accidentes. La lista continúa.

- Los beneficios para la salud de una vida apacible, por otro lado, son enormes. Reduce la velocidad de su envejecimiento, le permite disfrutar de un mejor estilo de vida, mejora su sistema inmunológico y la función de su cerebro, ¡solo por nombrar algunos!

- La deuda del sueño es real, y lo peor que le puede pasar es que se endeude. Dormir demasiado también conlleva sus propios riesgos. Trate de dormir de siete a nueve horas por noche de forma habitual.

Capítulo 2

LA ARQUITECTURA
DEL SUEÑO

H OY EN DÍA hay muchos se jactan de que solo necesitan dormir de cuatro o cinco horas cada noche. Estos son los mismos que normalmente se atiborran de bebidas energéticas como Red Bull, y que toman "píldoras energizantes" en el desayuno. Quien crea que está sacándole el mayor provecho a la vida durmiendo solo unas pocas horas, se engaña a sí mismo. Lo que ocurre en realidad es que esa persona ha aprendido a funcionar con un nivel de capacidad mental y física muy disminuido, sustentado de manera artificial y temporal por las glándulas adrenales y la bebida con cafeína de su elección.

Debemos reconocer que Dios diseñó nuestros cuerpos para que necesitaran el sueño. Necesitamos ese tiempo de descanso todas las noches para restaurar, remover y remplazar las células gastadas y las células muertas de nuestro cuerpo. También necesitamos el sueño para que nuestro cerebro tenga la oportunidad de clasificar la información del día, de maneras intrincadas diseñadas por nuestro Creador, y que son demasiado complicadas para explicarlas aquí. Dicho de la manera más simple posible, necesitamos un receso de nuestras entradas sensoriales para categorizar y almacenar la información que usaremos como recuerdos y que nos guiará en nuestro comportamiento futuro.

Una manera de reconocer que necesitamos dormir, es valorando el sueño. Una vasta mayoría de los estadounidenses, sin embargo, no parece valorar suficientemente el sueño como para dormir la cantidad necesaria de horas. Cuando usted se encuentra enfermo o bajo estrés, normalmente siente mayor necesidad de dormir. Desgraciadamente, cuando la mayoría de los estadounidenses están bajo presión de tiempo o deben cumplir una fecha de entrega, lo primero que sacrifican es su cuota de sueño. Algo que tenemos que entender es que el sueño adecuado no es una opción ni un lujo, sino un componente básico de la buena salud.

¿CUÁNTO SUEÑO SE NECESITA?

Las necesidades de sueño varían de persona a persona. Sin embargo, la mayoría de los expertos del sueño recomiendan que los adultos duerman de siete a ocho horas por noche, ya que quienes hacen esto tienden a ser más sanos. Luego está el hecho de que la cantidad de sueño que usted necesita variará a lo largo de su vida y dependerá de su edad, nivel de actividad, nivel de estrés, salud y hábitos en su estilo de vida.

Un ministro muy bien conocido en los Estados Unidos, que es buen amigo mío, me dijo: "Antes de escuchar tus enseñanzas sobre el sueño, pensé que podía vivir con seis horas de sueño al día. Ahora me levanto temprano, veo mi reloj y pienso: Umm, me toca quedarme aquí otras dos horas. Pero luego me siento más renovado y con la mente más clara".

Muchos de mis pacientes llegan a mi oficina quejándose de cansancio y me dicen que duermen seis o siete horas por noche. Yo les cuento la analogía del teléfono celular. Su teléfono no durará mucho si no recarga la batería completamente. Esta gente, al igual que sus aparatos, se queda sin batería a mitad del día.

La mayoría de los adultos necesitan de siete a nueve horas de sueño ininterrumpido por noche. Los bebés necesitan más: unas catorce horas por día.[1] Un niño de cinco años necesita doce horas de sueño al día. La mayoría de la gente se encuentra a gusto con ocho horas cada noche. Un poco menos y se sentirá aletargado en algún momento del día. Un poco más, y se sentirá extrañamente perezoso.

¿Duerme usted lo suficiente?

¿Cómo saber si está durmiendo lo suficiente? He aquí una pequeña prueba:

1. ¿Necesita una alarma para despertarse en las mañanas?

2. ¿Se siente somnoliento cuando conduce distancias cortas o mientras espera en un semáforo?

3. ¿Se queda sin energía a mitad del día?

4. ¿Está irritable o agitado? (¡Pregúntele a su cónyuge!)

5. ¿Tiene el sueño liviano y se despierta fácilmente al menor ruido?

6. ¿Es incapaz de sacar las preocupaciones recurrentes de su mente?

Si usted respondió que sí a algunas de estas preguntas, usted probablemente no duerme lo suficiente. Si aún no está seguro, intente sentarse en una silla cómoda en una habitación oscura durante cinco minutos. Si le es imposible hacer esto sin quedarse dormido, es una señal de que necesita dormir más.

CLASIFICACIÓN POR EDAD Y POR ETAPA

Como indicamos antes, la mayoría de los adultos necesita dormir de siete a ocho horas por noche, pero no siempre fue así en la vida. Como recién nacidos, dormíamos de ocho a doce horas al día, sin ningún tipo de horario. Sin embargo, a los seis meses ya la mayoría de los bebés puede dormir de nueve a doce horas durante la noche y normalmente toman una siesta de treinta minutos a dos horas en la mañana o en la tarde.

Los niños de uno a tres años duermen cerca de doce a catorce horas por noche, y hacen una siesta de aproximadamente una a tres horas durante el día.

Los niños en edad preescolar, de tres a cinco años, duermen de once a trece horas por noche y sus siestas suelen ser más cortas. Después de los cinco años, la mayoría de los niños ya no necesita dormir la siesta.

Los niños desde los seis años de edad hasta la pubertad usualmente duermen de diez a once horas por noche. Sus patrones de sueño son muy similares a los de los adultos.

Los adolescentes normalmente necesitan de nueve a diez horas de sueño por noche, pero por lo general no las toman y comienzan a acumular deuda de sueño.

Después de los sesenta años, la mayoría de los adultos aún necesitan de siete a ocho horas de sueño por noche para estar frescos y alertas. Sin embargo, la mayoría de las personas mayores tiene problemas para dormir bien en las noches.

Los individuos de edad avanzada necesitan entender que su salud en general está directamente relacionada tanto con la calidad como con la cantidad de sueño que tengan.

Las etapas del sueño

No es solo la cantidad de sueño lo que importa, sino también la profundidad del sueño y la cantidad de ciclos que usted atraviese. El sueño normal pasa por varios ciclos, y la mayoría de las personas experimentan de cinco a seis ciclos durante una noche normal de sueño. Cada ciclo dura de sesenta a noventa minutos y tiene dos partes, una de cuatro etapas y otra de una etapa.

Las dos partes principales del sueño son:

• Sueño NREM (o sueño profundo). El ciclo NREM se divide en cuatro etapas, siendo la cuarta la más profunda. Cuando usted cierra los ojos y cabecea, comienza la etapa uno.

• Sueño REM (del inglés *Rapid Eye Movement,* movimiento rápido del ojo). Cuando usted entra en la etapa cinco, pasa al sueño REM. Es en este nivel donde soñamos. En la etapa REM el cerebro está muy activo.

Completar un ciclo de sueño significa que usted ha pasado de la etapa superficial, la etapa uno, a través de las etapas dos y tres, y ha entrado en la etapa cuatro, su sueño más profundo. Después de eso, entra en la etapa cinco, que es la etapa donde soñamos.

Esto es lo que sucede en cada etapa:

• La etapa uno es ese estado inicial en el que no estamos ni despiertos ni dormidos. Durante la etapa uno es fácil despertarse, ya que estamos simplemente dormitando o semidormidos.

• El sueño en la etapa dos, por su parte, es un nivel de sueño liviano. En esta etapa, el ritmo cardíaco, respiratorio y metabólico disminuyen. También nos podemos despertar con facilidad.

- La etapa tres del sueño es el nivel en el que la respiración se hace más lenta. El ritmo cardíaco disminuye cada vez más y los músculos se relajan. Durante esta etapa el cuerpo puede regenerarse y restaurarse, y se reparan órganos y tejidos debido a la liberación de hormonas del crecimiento. En general, alcanzamos la etapa tres del sueño treinta minutos después de quedarnos dormidos. Es más difícil despertar a alguien en la etapa tres del sueño. Cuando se despierta a la persona, tiende a estar un poco gruñona.

- La etapa cuatro del sueño es la etapa más profunda de todas, y es la fase más restauradora y renovadora. Esta etapa se alcanza aproximadamente una hora después de dormirnos, y es con mucho la etapa más importante del sueño. Luego de dos o tres ciclos de sueño, las etapas tres y cuatro del sueño pueden desaparecer por lo que resta de noche. Es por eso que es de vital importancia tener un sueño ininterrumpido, pacífico y restaurador durante los primeros tres ciclos del sueño, que transcurren entre las primeras cuatro horas y media de sueño. Esta es la mejor manera de obtener los beneficios de las etapas tres y cuatro del sueño, las más profundas y restauradoras.

• La etapa cinco del sueño o etapa final es la etapa REM, también llamada etapa de los sueños. Durante la etapa REM el cerebro está mucho más activo, ya que reacciona a los sueños. De hecho, la línea del electroencefalograma durante la etapa del sueño REM revela ondas alfa rápidas que son muy similares a las que presenta el cerebro cuando está despierto. El ritmo cardíaco y respiratorio puede aumentar durante esta etapa.

El sueño y los sueños juegan un importantísimo papel en la salud mental. El sueño REM es el responsable de la consolidación de la memoria. Durante el sueño, nuestro cerebro toma diferentes recuerdos y examina si van o no van bien juntos. Los sueños sirven para traer imágenes misteriosas del alma inconsciente a la consciencia despierta, donde las ponemos frente a nosotros para analizarlas, examinarlas, diseccionarlas y obtener significado de ellas. Estas imágenes muchas veces reflejan asuntos que necesitamos abordar para nuestra tranquilidad. Hay muchos ejemplos bíblicos en los que Dios utiliza sueños para advertir a individuos sobre asuntos importantes en su vida y ayudarlos a prepararse para los retos que les tocará enfrentar. Los sueños aún tienen el mismo propósito. Nos conectan con nuestra inteligencia interna, con nuestro verdadero yo, y nuestras almas. Son imágenes que tienen el poder de traer bienestar e integridad.

Usted tiene un ritmo

Todos tenemos un reloj interno de veinticuatro horas, también llamado reloj biológico, que es regulado por el reloj principal que se encuentra en el hipotálamo del cerebro. Esta área del hipotálamo se denomina el núcleo supraquiasmático (SCN, por sus siglas en inglés). Todos tenemos nuestro propio ritmo circadiano individual, que es el ciclo natural entre dormir y estar despiertos. Este nos ayuda a regular muchas actividades biológicas importantes, como despertarnos, dormirnos, liberar ciertas hormonas (incluyendo melatonina y cortisol), la presión sanguínea, la temperatura corporal, los niveles de azúcar en la sangre, las secreciones del aparato digestivo, etcétera.

Nuestro cerebro en realidad está programado para realizar actividades durante el día y dormir cuando oscurece, en base a nuestros ciclos circadianos. Antes de que existiera la energía eléctrica, casi todo el mundo se iba a la cama cuando oscurecía y se despertaba a la hora en que salía el sol. Ahora, debido a las luces y las pantallas de televisión y de otros aparatos, el cerebro se confunde y cree que es de día cuando en realidad es de noche. También los clubes nocturnos, las tiendas y restaurantes nocturnos, los cines nocturnos, la internet, las guardias laborales y la iluminación artificial, han interrumpido los ritmos circadianos de la gente o su ciclo natural entre dormir y estar despiertos. Como resultado muchos sufren de insomnio.

Nuestro reloj biológico responde a varias señales externas que lo ayudan a mantener su programación en un horario de veinticuatro horas. Estas señales se denominan *zeitgebers* e incluyen luz y melatonina. Sin embargo, la luz es la señal más importante.

Para poder funcionar óptimamente, sus ritmos circadianos o ciclos naturales entre dormir y estar despierto deben estar sincronizados con su trabajo y su estilo de vida. En Estados Unidos, la mayoría de la gente va al trabajo a las ocho o nueve de la mañana, y trabaja hasta las cinco o seis de la tarde. Para poder trabajar esa cantidad de horas y dormir ocho horas en la noche, la mayoría de la gente debería irse a la cama a las diez o a las once de la noche, y levantarse a las seis o siete de la mañana. Ahora, si usted se tarda una o dos horas para desplazarse del trabajo a la casa y viceversa, necesitará irse a la cama y despertarse más temprano.

Sin embargo, a la gente cuyo reloj biológico no está sincronizado le cuesta irse a dormir cuando lo necesita y sufre las consecuencias de ello. Observemos algunas formas en que esto puede suceder.

Los búhos o noctámbulos

Los búhos o noctámbulos son las personas con síndrome de la fase del sueño retrasada (SFSR). Por lo general se quedan despiertos hasta tarde en la noche, usualmente hasta las dos o tres de la madrugada, e incluso más tarde. Luego duermen hasta avanzadas horas de la mañana o primeras horas de la tarde. Es común en los estudiantes de educación secundaria y universitaria.

El problema de los búhos o noctámbulos es que la mayoría de los trabajos requieren que usted llegue a las ocho o nueve de la mañana, a menos que tenga la suerte de encontrar un buen empleo que comience a las dos o tres de la tarde. Suerte con eso. De otra forma, necesitará ajustar su ritmo circadiano. Muchos músicos y artistas tienen síndrome de la fase del sueño retrasada y ni siquiera se dan cuenta.

El tratamiento para el síndrome de la fase del sueño retrasada en los noctámbulos incluye cronoterapia, terapia con luz, y melatonina. La cronoterapia simplemente retrasa el sueño en cortos períodos de dos o tres horas diariamente, hasta que el patrón del sueño se normalice. Es bastante difícil de hacer, y yo raramente lo utilizo. El paciente debe seguir los horarios estrictamente. Por ejemplo, con un paciente que normalmente se duerme a las tres de la mañana pero que desea dormirse a las once de la noche, lo primero que debemos hacer es pedirle que se acueste a las seis de la mañana el viernes, luego a las nueve de la mañana el sábado, a las doce del mediodía el domingo, a las tres de la tarde el lunes, a las seis de la tarde el martes, a las nueve de la noche el miércoles y finalmente a las once de la noche el jueves.

Ahora, para poder hacer esto, podría necesitar suministrarles temporalmente una pastilla para dormir, como Ambien o Rozerem. Rozerem ayuda a modificar los ritmos circadianos. También se podría necesitar un suplemento para ayudar al paciente a dormir. También serán necesarias prácticas de higiene del sueño, técnicas de relajación y técnicas de reducción del estrés.

La terapia de la luz, una de las cuales estaremos hablando en el capítulo 5, también puede servir para tratar el síndrome de la fase del sueño retrasada. Los pacientes con SFSR también pueden lograr avances con melatonina unas horas antes de dormir, atenuando las luces. Yo suelo recomendar de tres a seis miligramos de melatonina disuelta en la boca.

Los madrugadores o alondras

Los madrugadores o alondras son pacientes que tienen el síndrome de la fase del sueño adelantada (SFSA), y son el extremo opuesto de los pacientes anteriores. Estos individuos usualmente comienzan a sentir sueño alrededor de las siete u ocho de la noche, y se despiertan a las tres o cinco de la mañana. Normalmente no tienen problemas para conciliar el sueño, tienen una arquitectura de sueño normal y no se sienten somnolientos durante el día. Sin embargo, a veces creen que sufren de insomnio porque se levantan entre las tres y las cinco de la mañana y simplemente no se pueden volver a dormir. Pueden ser personas con una vida social aburrida, ya que por lo general se van a la cama a las ocho de la noche.

Este desorden también se trata con terapia de luz y melatonina. Sin embargo, los madrugadores no responden bien a la cronoterapia. Estos individuos normalmente se benefician con el uso de un visor de luz o una caja de luz entre las siete y las nueve de la noche, logrando con ello retrasar su ciclo circadiano. Su habitación debe estar totalmente oscura. Yo recomiendo utilizar cortinas gruesas y cubrir cada punto de luz con cinta adhesiva negra. A los pacientes con SFSA les puedo prescribir un miligramo de melatonina en las mañanas para retrasar el ritmo circadiano y una dosis más alta de tres a seis miligramos de melatonina antes de dormir. Se puede tomar alrededor de las nueve o diez de la noche.

El jet lag

El primer síntoma del *jet lag* es el cansancio agudo. Normalmente la gente que vuela de norte a sur no experimenta *jet lag*, porque no cruzan ningún huso horario.

Los que viajan al este experimentan los peores *jet lags*, ya que pierden una hora por cada zona horaria que cruzan.

El cerebro tiene la capacidad de ajustar su reloj biológico en una hora o dos cada día; sin embargo, cuando se trata de tres horas o más la cosa cambia. Si usted vuela de Atlanta a Londres, cruza cinco zonas horarias, y aunque la hora local en Londres sea las nueve de la mañana, su reloj interno aún piensa que son las cuatro de la mañana. Su cerebro recibe mensajes confusos porque la luz del sol le indica que debe despertarse, pero su reloj interno y la falta de sueño le dicen que debe dormir.

El *jet lag* nos afecta a todos, pero hay maneras de minimizar sus efectos. Primero, dos o tres días antes de un viaje en el que cruzará tres o cuatro zonas horarias, ajuste su reloj a la nueva zona horaria. Luego trate de ir a dormir a la hora en que normalmente lo hace, pero hágalo en el horario de la nueva zona que está programado en su reloj. Es recomendable comenzar el proceso unos días antes si tiene que cruzar cuatro zonas horarias o más. También recomiendo encarecidamente tomar de tres a seis miligramos de melatonina disuelta en la boca antes de dormir, y que mantenga buena higiene del sueño.

Trabajo rotativo

Desgraciadamente, la mayoría de los trabajadores con horarios de trabajo rotativos interrumpen constantemente su ciclo circadiano. El trabajo rotativo a largo plazo incrementa el riesgo de sufrir enfermedades cardíacas. Un estudio halló un aumento moderado del riesgo de sufrir cáncer de mama en empleados que realizan trabajo rotativo a largo plazo, en comparación con los que no lo hacen.[2]

Estos individuos deben practicar una buena higiene del

sueño, evitar la luz del sol de la mañana, y tratar de llegar a sus hogares y acostarse lo más pronto posible, preferiblemente antes del amanecer. Tratar de minimizar su exposición a la luz del sol utilizando lentes oscuros al ir a su casa, que cubran la parte superior y lateral de sus ojos. Deben mantener su habitación tan oscura como puedan, con cortinas gruesas, e insonorizar su habitación para que la actividad del día no les afecte. Apagar el teléfono de su habitación. También es bueno tomar una siesta de veinte minutos una vez al día si se sienten cansados. Igualmente recomiendo tomar de tres a seis miligramos de melatonina disuelta en la boca antes de dormir.

Contaminación lumínica

El brillo en el cielo de Los Ángeles es visible desde un avión desde una distancia de aproximadamente doscientas millas (321 km), y lo mismo ocurre con otras ciudades.[3] El brillo en el cielo es simplemente una forma de contaminación lumínica. *The International Agency for Research on Cancer* ha clasificado la luz nocturna como un cancerígeno del grupo IIA (un posible cancerígeno).[4]

La luz en la noche inhibe el aumento nocturno de la melatonina, la cual también tiene propiedades oncostáticas (de prevención de tumores).

La luz artificial también interrumpe el ciclo circadiano. Cada vez que una luz llega a sus ojos e incluso a su piel, estimula la liberación de cortisol, la hormona del estrés que hace que su cerebro piense que es de día. Mucha gente tiene varias luces pequeñas en su habitación: la del reloj despertador, la del teléfono, las de los componentes del televisor, etcétera. Estas luces artificiales pueden estar impidiendo que usted duerma bien en la noche.

Los peores tipos de luz artificial en la noche son las verdes, las azules y las blancas. La luz de las velas, las luces naranjas o las luces rojas no son tan dañinas, así que cuando compre un reloj despertador no escoja uno con luces verdes, azules o blancas, sino de luz roja. Es dado caso es preferible cubrir el reloj despertador con una pequeña toalla, para evitar que alguna luz llegue a sus ojos o a su piel.

Existe evidencia epidemiológica que muestra que la incidencia de cáncer aumenta en las personas que viven en entornos donde la contaminación lumínica es alta. En estudios con animales, la destrucción del reloj biológico acelera realmente el crecimiento del cáncer experimental.[5] Es importante que nos demos cuenta de que la luz artificial es posiblemente un agente cancerígeno. Debemos cubrir todas las luces artificiales en nuestra habitación y asegurarnos de que tenemos cortinas gruesas para evitar que la luz artificial de las calles y el brillo del cielo afecten nuestro sueño.

Para tomar en cuenta

Como nación dependemos demasiado de las bebidas energéticas y de fármacos para permanecer más tiempo despiertos. Necesitamos entender que cuando engañamos a nuestro cuerpo para que no obtenga la cantidad de sueño que necesita, nuestra salud puede pagar las consecuencias.

Ya hemos visto lo que puede impedirle dormir bien. También aprendimos que dormir la cantidad adecuada de horas es vital para tener un desempeño diario óptimo. A continuación veremos cómo es una noche de sueño ideal y la preparación para dormir, lo cual resulta imprescindible para que usted tenga una noche de buen descanso.

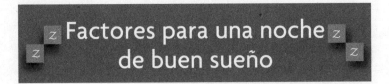

Factores para una noche de buen sueño

- La cantidad de tiempo que usted necesita para dormir varía dependiendo de su edad y de la etapa de su vida.

- Cuando irrespetamos nuestro ciclo circadiano, el reloj natural del cuerpo que sigue los ciclos naturales de la tierra, estamos jugando con fuego.

- Usted necesita al menos tres o cuatro ciclos de sueño por noche. Cada ciclo incluye cinco etapas, divididas en dos partes. La tercera y la cuarta etapas son los niveles más importantes y profundos del sueño, y en la quinta etapa es donde ocurren los sueños.

Capítulo 3

¿QUÉ LE IMPIDE DORMIR BIEN EN LAS NOCHES?

U NA VEZ SUFRÍ una lesión en el hombro mientras levantaba pesas. En el día el dolor era molesto, pero podía vivir con él. En la noche el dolor aumentaba porque, cada vez que trataba de dormir, sin querer me apoyaba sobre el hombro lesionado y me despertaba. Esa situación duró meses, y sin querer me convertí en insomne, hasta que mi hombro sanó. ¡Me sentía como un zombi!

Es posible que usted también se siente así. Todos queremos dormir bien, pero muchos no podemos por razones que van desde situaciones adversas en la vida y problemas físicos, hasta malos hábitos alimenticios. Tal vez usted lo que tiene es un problema del sueño grave. En el último capítulo del libro abordaré diferentes trastornos del sueño que necesitan atención especial. Basta con decir que si usted tiene problemas para dormir, no está solo. En este capítulo identificaré los problemas del sueño más comunes y le ayudaré a obtener la calidad de sueño que usted necesita de forma habitual.

INHIBIDORES DEL SUEÑO

Primero, hablemos sobre los factores más comunes que impiden dormir bien.

El estrés y la ansiedad. Con mucho, el estrés es la mayor causa de insomnio. La gente se acuesta a meditar en sus problemas, sufrir por el pasado y preocuparse por el futuro.

Dolores físicos. Artritis, dolor de espalda crónico, cefalea tensional, enfermedad discal degenerativa, bursitis, tendonitis y virtualmente cualquier otra dolencia puede privar de sueño a una persona.

La cafeína. Mucha gente arruina su sueño al consumir cafeína en el café, refrescos, chocolate, y píldoras para el dolor de cabeza como el Excedrin. La cafeína aumenta las hormonas del estrés adrenalina y cortisol. La cafeína también puede permanecer en el cuerpo hasta veinte horas. Más del ochenta por ciento de los estadounidenses consume cafeína habitualmente, y el estadounidense promedio toma alrededor de tres tazas de café al día. Para algunas personas, esa es la receta perfecta para una noche en vela.

Cigarrillos y alcohol. La nicotina y el alcohol pueden interferir con el sueño. Algunas personas creen que el alcohol las ayuda a dormir, pero lo cierto es que el alcohol puede interrumpir las etapas de su sueño, ocasionando que el sueño sea más liviano y que se despierten sintiéndose menos frescas. La nicotina en los cigarrillos es un estimulante que hace que se libere adrenalina, causando muchas veces insomnio.

Medicamentos. Los descongestionantes, supresores del apetito, medicinas para el asma (como la teofilina), el prednisone, medicinas para la tiroides, remplazo de hormonas, algunos analgésicos, algunas medicinas para la presión sanguínea y ciertos antidepresivos pueden causar insomnio.

Insomnio por comida. Mucha gente consume demasiada azúcar y alimentos altamente procesados antes de dormir, y tienen citas nocturnas con un tarro de helado, un pedazo de torta, o una bolsa de palomitas de maíz. Estos carbohidratos estimulan la liberación excesiva de insulina del páncreas, resultando en una rápida subida de azúcar. Más tarde, sin embargo, a mitad de la noche, el azúcar en su sangre da un "bajón", haciendo que las glándulas adrenales produzcan más adrenalina y cortisol. De repente usted se encontrará despierto y nuevamente con hambre.

Dietas bajas en carbohidratos. Estas dietas también pueden ocasionar bajones de azúcar en la sangre, haciendo que usted se despierte a mitad de la noche. Aun consumiendo alimentos saludables antes de ir a la cama, la calidad del sueño se puede ver afectada. Cuando se consumen muchas proteínas o se come demasiado tarde, por lo general se necesita dormir más. Esto es particularmente válido cuando se consumen demasiadas carnes rojas. Esa es la razón por la que animales como los leones y los tigres, usualmente requieren hasta veinte horas de sueño al día: sus cuerpos necesitan asimilar y digerir toda la proteína que se encuentra en sus estómagos.

Ejercicio. La gente que se ejercita en las tres horas previas al momento de irse a dormir eleva sus niveles de hormonas de estrés, lo que puede interferir con el sueño.

Un mal colchón o una mala almohada. ¿Hay algo más frustrante que un colchón demasiado blando o demasiado duro, o una almohada con demasiado relleno?

Un compañero que ronca. Mi vecina se acercó a mí un día y me dijo: "Por favor, ¡dele algo a mi esposo para que deje de roncar! Ya no podemos ni dormir en la misma cama. Ronca tan fuerte que nuestros hijos en las otras habitaciones se despiertan asustados en la madrugada". Mucha gente se siente así de desesperada. Un compañero que ronca arruina el sueño de mucha gente. Compartiré mis remedios contra los ronquidos más delante.

Bebés recién nacidos. Aunque son bienvenidos, los bebés pueden arruinar nuestro patrón de sueño. Las madres que amamantan saben que la rutina nocturna puede hacer que su cuerpo y su mente se sientan como mermelada.

Calorones y dolores menstruales. Las mujeres de más de cincuenta años saben lo desagradable que es despertarse por calorones o sudores nocturnos. Otras mujeres tienen dolores menstruales tan fuertes que se convierten en insomnes cada mes, cuando tienen su período.

Próstata agrandada. Algunos hombres mayores de cincuenta deben ir al baño repetidamente durante la noche, cuando deberían estar durmiendo.

Ambiente. Vecinos ruidosos y sus perros, una habitación demasiado caliente o demasiado fría, luces brillantes que entran por la ventana de la habitación, o camiones, aviones, trenes o motocicletas que pasan, todo eso puede interrumpir sus patrones de sueño.

Cada uno de estos inhibidores del sueño es responsable de innumerables horas de sueño perdido, y de pérdida de la productividad, de la creatividad y de la salud mental.

CAUSAS ALIMENTICIAS

Observemos más de cerca algunos de estos inhibidores del sueño, en especial aquellos relacionados con los alimentos y bebidas que ingerimos. Como verá, nuestros hábitos alimenticios pueden influir grandemente en la calidad de nuestro sueño.

La cafeína

No estoy en contra del consumo de una o incluso dos tazas de cafeína orgánica en la mañana, ya que el café tiene numerosos beneficios para la salud. Pero la cafeína aumenta nuestra capacidad de estar alertas y estimula el sistema nervioso central. Y desafortunadamente, muchos estadounidenses consumen bebidas con cafeína al final de la tarde o en la noche, afectando su sueño.

Se necesitan unas seis horas para metabolizar la mitad de la cafeína contenida en una taza pequeña.[1] Así que si usted toma café al final de la tarde o en la noche, la cafeína probablemente estimulará su sistema nervioso y lo mantendrá alerta durante la noche, lo que le impedirá entrar en las etapas de sueño más profundas. Cuanto más sueño profundo tenga, más probabilidades tendrá de despertarse renovado. Si sufre de insomnio, limite su consumo de café a una o dos tazas de ocho onzas (no las de dieciséis onzas) al día, o aproximadamente 150-300 mg de cafeína al día.

Si usted tiene algún problema con el hígado causado por medicamentos como las estatinas o historial de hígado graso, disminuya esa cantidad de cafeína a la mitad. Si aún tiene problemas de insomnio, siga disminuyendo su consumo de cafeína hasta que haya eliminado todo el café o hasta que duerma bien.

Tenga cuidado con las medicinas sin prescripción, ya que también pueden contener cafeína. El Excedrin, por ejemplo, contiene sesenta y cinco miligramos de cafeína. Los medicamentos fríos también suelen contener cafeína. Así que controle el consumo de estos productos antes de dormir.

El chocolate también nos puede mantener despiertos en la noche debido a su componente de cafeína. El helado de chocolate, la torta de chocolate, las barras de chocolate, la leche chocolatada, todos contienen cafeína y teobromina, que son estimulantes. El chocolate también contiene tiramina y feniletilamina, los cuales pueden contribuir con el insomnio.

Azúcar y carbohidratos

La cafeína no es el único enemigo alimenticio del sueño. El azúcar también puede afectar su habilidad para dormir. Una dieta pobre, que contenga demasiados azucares simples y carbohidratos procesados, puede producir insomnio. Los estadounidenses consumimos demasiada azúcar, y cuando lo hacemos antes de dormir incide en el sueño.

Los estadounidenses ahora consumen más comidas "libres de grasa", lo que significa que están consumiendo más carbohidratos y azúcares altamente procesados. Los alimentos altos en carbohidratos y azucares procesados estimulan la liberación de insulina del páncreas. La insulina, por su parte, provoca que el cuerpo almacene más grasa. La insulina también puede ocasionar baja azúcar en la sangre. Esto hace que las adrenales segreguen más adrenalina y cortisol, lo cual puede causar que usted se despierte en la madrugada.

Consumir azúcar y carbohidratos procesados antes de dormir, con frecuencia hace que los niveles de azúcar en la sangre bajen a mitad de la noche. Lo mismo ocurre si usted se va a la cama con hambre. Usted puede evitar este descenso del azúcar que interrumpe el sueño ingiriendo un refrigerio ligero, balanceado y alto en fibras antes de acostarse. Consumir un refrigerio ligero en la noche, con un buen balance de proteínas, carbohidratos, fibras y grasas, estabiliza los niveles de azúcar en la sangre y mejora el sueño.

Puede utilizar proteína de suero de leche, proteína de arroz, o una proteína vegetariana que no sea la soya (como Life's Basics). Estos son polvos de proteínas que pueden mezclarse con agua, leche de coco, leche descremada, o kéfir puro bajo en grasas. O puede comprar polvo de proteína puro como el del suero de leche, vegetariano (como el de Life's Basics), o de arroz y preparar un batido con fruta congelada, hielo y leche de coco, descremada o kéfir bajo en grasas.

Comer y beber tarde en la noche

No es solo lo que usted consume lo que puede mantenerlo despierto en la noche, sino el momento en que lo consume. Ingerir un plato grande de comida antes de dormir puede producir insomnio. El tracto digestivo no está diseñado para digerir con el cuerpo en posición de decúbito prono o supino (boca abajo o boca arriba) sino que funciona mejor cuando estamos de pie y en movimiento. Nuestro estómago y páncreas tampoco están diseñados para digerir demasiada comida mientras dormimos. Esta es otra razón por la que vemos tanta acidez estomacal, indigestión y reflujo en Estados Unidos, los cuales también causan insomnio.

Los alimentos que contienen tirosina y tiramina causan insomnio porque se convierten en norepinefrina en el cuerpo, un neurotransmisor que nos estimula y nos puede mantener despiertos. Algunos alimentos altos en tirosina son la leche, el queso, el yogurt, el queso cottage, la soya, el maní, las bananas, el pavo, y los frijoles de lima. Algunos alimentos altos en tiramina son el vino tinto, el yogurt, la crema agria, los quesos añejos, las carnes encurtidas, diversos tipos de pescado, alimentos fermentados como la salsa de soya, el repollo agrio y los pepinillos, los higos, las pasas, los dátiles, los panes horneados frescos, y los embutidos como la boloña y el salami.

Consumir demasiados alimentos grasos cerca de la hora de ir a la cama retrasa la digestión y puede causar insomnio. Las grasas tardan mucho más en digerirse en comparación con los carbohidratos o las proteínas.

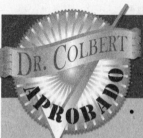

Refrigerios para la hora de dormir aprobados por el Dr. Colbert

- Una fruta, como una manzana pequeña, una toronja, cuatro onzas de moras; o kiwi con un puñado de frutos secos (nueces, almendras o pecanas).

- Una ración de galletas integrales bajas en grasa; o un trozo de pan integral con una cucharadita de mantequilla de maní orgánica; o dos onzas de pavo.

- Media taza de leche descremada orgánica; o queso cottage orgánico; o un yogurt sin azúcar bajo en grasas (si es tolerante a la lactosa) con fruta añadida.

- Un cuenco pequeño de cereal de grano entero (alrededor de media taza) con leche descremada orgánica.

No olvidemos a otra de las causas: el alcohol. Muchos individuos ingieren una o dos copas de vino en la noche, ya que esto los ayuda a relajarse y dormirse. Ciertamente el alcohol ayuda a conciliar el sueño, pero también es más probable que se despierte durante la noche. La ingesta de alcohol reduce el tiempo que pasamos en las etapas tres y cuatro del sueño REM, que son las etapas más restauradoras del sueño.

Además, el alcohol puede empeorar los ronquidos, por

lo que se convierte en una espada de doble filo en lo referente al sueño. Uno de los problemas principales de muchos de mis pacientes es que consumen demasiados líquidos en la noche. Como resultado, se despiertan dos o tres veces para ir a orinar. Después de las siete de la noche simplemente reduzca la ingesta de líquidos.

EL CASO DEL CÓNYUGE QUE RONCA

¿Duerme su pareja como un bebé toda la noche mientras usted mira el techo? Si su pareja ronca, puede ser una señal de que sufre apnea del sueño (de la cual hablaremos más adelante en el capítulo sobre los desórdenes del sueño). Pero aunque todos los pacientes con apnea del sueño roncan, no todos los que roncan sufren apnea del sueño. Haga que su pareja se haga un chequeo médico si él o ella parece dejar de respirar durante cortos períodos de tiempo.

Los ronquidos que no están relacionados con la apnea del sueño no suponen ningún riesgo para la salud y no le ocasionan somnolencia a la persona que ronca durante el día. Sin embargo, sí le causan problemas a su compañero(a). Los ronquidos también son bastante difíciles de curar.

Roncar es uno de los problemas del sueño más comunes en Estados Unidos, afectando a aproximadamente un cuarenta y dos por ciento de los hombres y un treinta y un por ciento de las mujeres.[2] El ronquido muchas veces tiene causas anatómicas, como el pasaje nasal obstruido, el tabique nasal desviado, o una elongación de la úvula (el tejido que cuelga en la parte de atrás de la garganta). Los ronquidos también pueden deberse a la flacidez del paladar suave. Las fosas nasales o las adenoides agrandadas también pueden causar ronquidos, así como falta de tono muscular en los tejidos del paladar suave, la garganta y la lengua.

El aumento de peso normalmente incrementa los ronquidos, ya que el cuerpo con el tiempo deposita la grasa extra en el revestimiento del cuello, haciendo que el paso del aire se vaya reduciendo cada vez más. También la úvula se alarga cuando envejecemos y cuando aumentamos de peso.

Si su pareja es una persona que ronca y tiene sobrepeso, perder peso y ejercitarse es el mejor consejo para él o para ella. ¡Una pérdida de peso de solo diez o quince libras (de cinco a siete kilogramos) puede marcar una gran diferencia!

Cambiar de posición para dormir también puede ayudar. Intente cosiendo un bolsillo en la parte de atrás de una franela y colocando una pelota en él, para evitar que su dormilón se acueste de espaldas.

Si el peso de su pareja o su posición para dormir no son el problema, pueden existir otros factores que provoquen los ronquidos. ¿Será congestión nasal; el tabique desviado; amígdalas o adenoides agrandadas; o una disminución del tono muscular en la garganta, con una úvula o paladar suave flácidos? ¿Será el alcohol o algún medicamento?

Para la congestión nasal, por lo general recomiendo un descongestionante herbal homeopático sin receta, que normalmente ayuda con el problema. Bandas de Breath Right, un descongestionante, o un esteroide nasal como Flonase o Nasonex, ayudarán a expandir los pasajes nasales y evitar los ronquidos. Su pareja también se podría beneficiar del uso de un humidificador o de un atomizador para los ronquidos, el cual simplemente lubrica la parte de atrás de la garganta con algún tipo de aceite, como aceite de oliva, aceite de almendra o aceite de semilla de uva. Estos aceites ayudan a evitar que los tejidos suaves se peguen.

Otras medidas que se pueden tomar incluyen evitar el alcohol, relajantes musculares, tranquilizantes y medicamentos para dormir, ya que tienden a relajar los músculos de la garganta, tendiendo a empeorar los ronquidos. Fumar también puede hacer que los tejidos de la garganta se inflamen y provocar ronquidos.

Muchas personas que roncan tienen la úvula flácida o el paladar suave. Los que utilizan aparatos dentales reportan algunas mejoras. Hay más de cincuenta opciones disponibles en el mercado. Usualmente están los adelantadores de mandíbula, que adelanta la mandíbula inferior; y los retenedores de lengua, que mantiene la lengua hacia adelante. Estos aparatos los compran, sobre todo, dentistas que están entrenados específicamente para tratar pacientes que roncan. También se pueden adquirir alarmas para ronquidos en tiendas especializadas. Una alarma de ronquidos es simplemente un reloj que vibra tan pronto una persona comienza a roncar.

Si el fuerte ronquido persiste aun después de haber intentado las técnicas anteriores, especialmente cuando hay un tabique desviado o adenoides agrandadas, puede considerar la cirugía. Sin embargo, en el caso de úvula o paladar flácidos, yo recomendaría primero una somnoplastia. La somnoplastia utiliza la ablación con radiofrecuencia para encoger los tejidos blandos del paladar suave. Se realiza como una operación ambulatoria, con anestesia local. Un pequeño tubo envía ondas de radio que encogen los tejidos. Es un procedimiento casi indoloro durante y después de su ejecución, y con complicaciones postoperatorias mínimas. Podría necesitar repetirla para obtener mejores resultados.

Si usted es la pareja que no ronca, podría tratar con un aparato de sonidos ambientales de fondo (que se puede adquirir en Brookstone). Los sonidos de cascadas, gotas de lluvia, o ruido blanco pueden opacar el ronquido de su pareja. También puede intentar con los tapones suaves para los oídos hasta que su compañero reciba tratamiento. Si ninguna de estas medidas ayuda, considere dormir en otra habitación.

El control de los ronquidos

DR. COLBERT APROBADO

Hay un procedimiento bastante novedoso que utiliza ondas de radiofrecuencia para ayudar a encoger la úvula y el paladar suave. La Administración de Alimentos y Medicamentos de Estados Unidos aprobó un tratamiento para los ronquidos que utiliza ondas de radio para encoger el tejido en los pasajes de aire y eliminar los ronquidos. El procedimiento se denomina reducción de tejido volumétrico del paladar por radiofrecuencia. En el tratamiento de radiofrecuencia, se perfora la lengua, la garganta o el paladar suave con una aguja especial (electrodo) conectado a un generador de radiofrecuencia. El tejido interno se calienta de ocho a setenta y seis grados Fahrenheit, en un procedimiento que toma aproximadamente media hora. El tejido interno se encoge, pero los tejidos externos que pueden contener cosas como papilas gustativas, quedan intactos. Pueden ser necesarios varios tratamientos.[3]

LA PREPARACIÓN PARA DORMIR

Ya hemos visto los factores que pueden impedirle dormir bien. También aprendimos que dormir las horas necesarias es vital para un desempeño óptimo en la vida diaria. Ahora adentrémonos en la noche de sueño ideal y en la preparación que se requiere para ella. Esta preparación podría iniciarse más temprano de lo que usted cree.

Comience en la tarde

La preparación para dormir en la noche comienza en el día. Realice algunos ejercicios aeróbicos, como una caminata a paso rápido en la tarde o a primeras horas de la noche. El ejercicio diario es una de las mejores maneras de optimizar la calidad de su sueño, ya que le ayuda a dormir más rápido y a dormir más. Aquellos que se ejercitan pasan una mayor cantidad de tiempo en las etapas tres y cuatro del sueño, que son las etapas más restauradoras y reparadoras.

Pero no se sobrepase y acelere su cuerpo con ejercicios a menos de tres horas antes de ir a dormir. Eso calentará su cuerpo y aumentará las hormonas del estrés. No hace mucho tomé un sauna poco antes de ir a dormir y mi cuerpo se calentó tanto que no pude dormir bien. ¡Gran error!

Ingiera una cena moderada y saludable, cuatro horas antes de dormir. Puede ser un aperitivo ligero, preferiblemente con un buen balance de proteínas, carbohidratos y grasas. Este aperitivo le ayudará a estabilizar el azúcar en la sangre mientras duerme. Hay quienes toleran bien la cafeína, y otros no. Si usted está en el segundo grupo, no consuma productos con cafeína después del mediodía.

A medida que el sol va disminuyendo, su cuerpo se va relajando naturalmente. Usted está diseñado hormonalmente para estar sincronizado con los ciclos de la naturaleza. Cuando la luz se apaga, se libera la hormona melatonina en su torrente sanguíneo, produciendo somnolencia. La cantidad de melatonina que produce su cuerpo depende de la cantidad de luz que entre por sus ojos. Esta es la razón por la que sentimos más energía los días soleados y estamos más aletargados los días nublados. Es por ello que algunas personas pueden trabajar toda la noche mirando la pantalla de la televisión o la computadora, porque están recibiendo luz por los ojos.

Respete las señales de su cuerpo y apague las luces cuando se oculta el sol. Las luces alteran nuestra respuesta hormonal en la noche. Yo les aconsejo a mis pacientes que compren los interruptores que atenúan la luz para que disminuyan la intensidad de la luz. Si usted tiene el dinero y el tiempo, vaya a que le hagan un masaje al final de la tarde. Si no tiene el dinero pero tiene pareja, intercambien masajes. Si no tiene pareja, compre un masajeador portátil en una tienda como Brookstone o The Sharper Image.

Tranquilícese

No vea películas de acción; ni siquiera el noticiero local nocturno, que tiende a transmitir noticias violentas. Vea algo tranquilizante, coloque su música suave favorita, o vea una serie o película divertida, ya que la risa ayuda a relajarnos. Tome una ducha o baño caliente con sales aromáticas o aceite de lavanda (Las sales de Epsom tienen magnesio, un relajante corporal). Que todos sus sentidos se involucren; baje las luces, escuche música y relájese.

Durante el otoño, yo rompo todas estas reglas una vez a la semana debido a una tradición deportiva que no puedo dejar pasar: el fútbol del lunes por la noche. Sin remordimientos, veo el partido y me emociono, y mi sueño se ve afectado esa noche, especialmente cuando el juego va a sobretiempo. Para mí vale la pena, y usualmente me recupero bien porque duermo bien las otras seis noches de la semana. Pero como doctor, no recomiendo acostumbrarse a tener hábitos que interfieran con el sueño.

Controle sus pensamientos

Cuando llega la noche y su mente revolotea sobre los acontecimientos del día, no permita que la ansiedad lo desvíe de su meta. Cambie del canal de "preocupación" al canal de "agradecimiento y alabanza". Haga una lista de las cosas por las cuales usted se siente agradecido, y concéntrese en ella.

Una mujer que traté había pasado por un divorcio y desarrolló un complicado problema del sueño. Se levantaba a las dos o tres de la mañana y se quedaba en la cama rememorando la relación fracasada: cada detalle, lo que ella había hecho, lo que él había hecho, lo que ella debió y no debió haber hecho. No podía entender por qué él la había abandonado. Ella quería paz, pero su mente no la dejaba dormir.

Mary y yo debimos enseñarle a esta mujer divorciada a cambiar sus pensamientos. Le di una receta: leer la Biblia. Le hice escribir promesas de la Biblia y colocarlas al lado de su cama. Antes de ponerse a pensar, leía las promesas y dejaba sus problemas en manos de Dios. Le hice memorizar versículos bíblicos para que cuando se despertara no tuviera que encender las luces —lo cual estimularía su mente—, sino citar la Biblia de memoria.

En vez de concentrarse en sus problemas, la hice controlar sus pensamientos y concentrarse en la palabra de Dios, que es la respuesta. La hice meditar en Corintios 13:4-8, el camino del amor. Más adelante hablaremos sobre cómo manejar el estrés y la ansiedad, y cómo volver nuestros pensamientos hacia la gratitud y las promesas de Dios.

Planifique su hora de dormir

En mi opinión, dormirse antes de la medianoche es mejor que dormirse después. Si usted no puede soportar la idea de irse a la cama tan "temprano", recuerde que su salud está en riesgo. De noventa a noventa y cinco por ciento de las sesenta a cien trillones de células de su cuerpo se renuevan cada año, y mucho de eso ocurre durante el sueño que tenemos a primeras horas de la madrugada. Y no solo eso, cuando usted duerme su cuerpo se rejuvenece.[4] El sueño y el agua son dos de los mejores secretos antiedad que yo he encontrado. Si usted valora su aspecto y la duración de su vida, no le será difícil irse a la cama a las diez de la noche. A muchos pacientes con enfermedades crónicas, la recomendación más importante que les puedo dar es irse a la cama a las nueve de la noche y dormir al menos ocho horas. Dios nos diseñó para dormirnos cuando oscurece y levantarnos cuando sale el sol.

Cree un espacio para dormir

Cuando usted vaya a su habitación, esta debe lucir como un espacio que invite al descanso, no como una unidad de almacenamiento. Algunas mujeres usan la habitación para realizar todos sus proyectos, y rodean la cama con pilas de revistas, materiales de costura, mantas a medio terminar, libros, y fotos familiares que deben poner en el álbum. Luego cubren la cama con la ropa que sacaron de la secadora y la ropa que se pondrán ese día. Esta escena de cosas amontonadas genera estrés. Si usted se pregunta por qué usted y su cónyuge comienzan a pelear tan pronto entran a su habitación, quizás sea por el desastre que entra por sus ojos.

Los hombres no se quedan atrás. Algunos convierten

su habitación en su oficina casera o en su centro de videojuegos. Aglutinados en una esquina se encuentra una mesa de computadora, un ruidoso CPU, pilas de recibos, y papeles importantes. Por supuesto, cuando usted entra a la habitación, su mente se confunde: "¿Es aquí donde duermo, donde trabajo o donde juego?". Todo ese estrés viene a usted en el momento menos apropiado.

Haga de su habitación un paraíso para el sueño y la relajación. Siga algunas reglas: que allí no se coma, que no haya computadoras, que no haya luces de relojes, y si es posible que no haya televisor. Que no haya cuadernos, que no haya proyectos de costura, que no haya montones de ropa para doblar, que no haya pilas de basura que usted lanzó allí cuando el vecino vino a visitarle. La lectura placentera es aceptable; y la televisión es tolerable siempre y cuando le ayude a usted y a su cónyuge a entrar en un estado mental apacible. Su habitación debe decir una sola cosa: ¡Dormir!

Haga su cama y acuéstese en ella

Su cama debe ser más cómoda que su sofá. Después de todo, usted no pasa ocho horas al día en el sofá, pero sí sobre el colchón. Una de las mejores inversiones que puede hacer por su salud es adquirir un colchón que disfrute mucho y en el que quiera acostarse. Igual con su almohada. Trátelos como su fuente secreta de felicidad, algo que espera cada día.

Un colchón demasiado firme no permite la correcta alineación de la espina dorsal. Un colchón demasiado blando hará que su espina dorsal se hunda y puede causar dolor de espalda. Cuando vaya a comprar un colchón, no se acueste solo de espaldas, acuéstese también de lado y boca arriba.

Deslice su mano, con la palma hacia abajo, entre el colchón y la parte baja de su espalda cuando se acueste de espaldas. Si puede pasar toda su mano por la parte baja de su espalda, el colchón es demasiado duro. Si cuando se acuesta en la cama la base de su espina dorsal queda más abajo que sus talones, el colchón es demasiado blando.

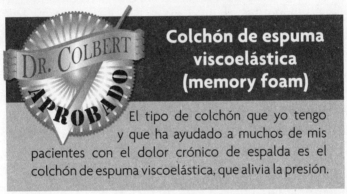

DR. COLBERT
APROBADO

Colchón de espuma viscoelástica (memory foam)

El tipo de colchón que yo tengo y que ha ayudado a muchos de mis pacientes con el dolor crónico de espalda es el colchón de espuma viscoelástica, que alivia la presión.

Si su almohada es demasiado dura, demasiado suave, demasiado grande o demasiado pequeña, la calidad de su sueño se puede ver afectada. Seleccione la almohada perfecta para usted. Una almohada debe ser lo suficientemente suave para adaptarse al contorno de su cabeza y su cuello, pero lo suficientemente gruesa para mantener la cabeza y el cuello en una posición neutral.

La habitación debe estar tan oscura como sea posible. No deje lámparas encendidas, ni deje que las luces de la calle entren por la ventana. Acomode las cortinas de ser necesario. Si se despierta frecuentemente por el ruido de sirenas, alarmas de automóviles, bocinas, ruidos de motocicletas, coyotes, aviones, o cualquier otro generador de ruido que circule libremente durante la noche por el área donde vive, invierta en ventanas de doble acristalamiento, o cómprese un buen par de tapones suaves para los oídos. También puede comprar un aparato que emita sonidos de cascadas o gotas de lluvia. Si tiende a recibir llamadas no deseadas, suscríbase al servicio de bloqueo de llamadas, o apague su teléfono.

Anteriormente mencioné que algunas personas se despiertan porque el nivel de azúcar en su sangre baja. Ingiera uno de los aperitivos que mencioné previamente. Eso equilibrará el nivel de azúcar en su sangre durante la noche.

La habitación debe tener una temperatura cómoda, usualmente entre setenta y setenta y cinco grados Fahrenheit (21-24 C°). Hay quienes les gusta abrir las ventanas, especialmente si viven en las montañas o en la playa, y dejar que el aire fresco entre, mientras se acurrucan entre mantas cálidas. Otros prefieren una temperatura ambiental más cálida. Otros prefieren un ventilador de techo, que mejora el flujo de aire. Descubra qué funciona mejor para usted y su cónyuge, y adóptelo en su vida.

VEINTICINCO HÁBITOS QUE LE AYUDARÁN A DORMIR

Mientras continúa desarrollando buenos hábitos de salud para mejorar la calidad de su sueño, considere adoptar una buena higiene del sueño. La higiene del sueño se refiere simplemente a las prácticas que promueven el sueño continuo y efectivo. Otra manera de verlo es esta: la higiene del sueño es simplemente la implementación de hábitos de sueño saludables. Existen veinticinco hábitos que ayudan a la mayoría de la gente a dormirse y quedarse dormidas.[5]

1. El consejo más importante relacionado con la higiene del sueño es establecer una hora fija para ir a dormir en la noche y una hora fija para despertarse en la mañana. Conviértalo en un hábito y respete el horario los fines de semana, e incluso en vacaciones. No se lo tome a la ligera. Con base en su horario de trabajo, aparte ocho horas para dormir. Yo escogí irme a la cama entre las diez y las diez y media cada noche.

2. Use su cama solo para dormir y tener relaciones sexuales. No use su cama para leer, ver televisión, comer, trabajar, o preocuparse.

3. Evite las siestas después de las tres de la tarde. Cuando se tomen, más temprano, asegúrese de que no duren más de veinte o treinta minutos.

4. Haga ejercicio antes de la cena. Ejercitarse cerca de la hora de dormir, interrumpe el sueño.

5. Evite la cafeína al final de la tarde y en la noche.

6. Evite ingerir demasiados líquidos al final de la tarde, especialmente antes de ir a la cama.

7. Ingiera porciones normales de alimentos en la cena, aproximadamente tres o cuatro horas antes de ir a dormir, así como un aperitivo ligero. No se vaya a la cama con

hambre, ni ingiera una gran comida antes de dormir.

8. Tome un baño tibio una o dos horas antes de ir a dormir. Si lo desea, puede añadir aceite de lavanda para ayudarlo a relajarse.

9. Mantenga la habitación fresca y bien ventilada.

10. Adquiera un colchón, almohadas y sábanas cómodos (recomiendo el tope de colchón Tempur-Pedi de tres pulgadas de ancho que se consigue en Sam's Club). Recuerde, usted pasa aproximadamente un tercio de su vida en la cama, por lo tanto, su cama debe ser su mobiliario más importante.

11. Media hora antes de dormir, comience a relajarse escuchando música suave, leyendo la Biblia u otro buen libro, haciéndose un masaje o intimando con su pareja.

12. Coloque interruptores que atenúen las luces, y bájelas unas horas antes de dormir.

13. Después de entrar a la cama para dormir, si no se duerme en veinte minutos, simplemente levántese, váyase a otra habitación, lea y relájese bajo una luz tenue hasta que sienta sueño. Luego regrese a la cama.

14. Si su cónyuge lo despierta con sus ronquidos o con movimientos inusuales,

simplemente váyase a dormir a la habitación de huéspedes.

15. Trate de despertarse a la misma hora todos los días.

16. Intercambie masajes en los pies, el cuello, los hombros, la espalda, y el cuero cabelludo con su cónyuge, y si le es posible compre un masajeador económico en Brookstone.

17. Relaje su cuerpo y su mente antes de dormir con estiramientos suaves, ejercicios de relajación o mediante el uso de un aceite o una vela de aromaterapia.

18. Ordene el desorden de su habitación, y saque de ella computadoras, faxes, documentos y cualquier cosa que le recuerde el trabajo.

19. Asegúrese de que su habitación esté completamente oscura. Saque todas las lámparas y cubra las luces de su reloj de alarma y su teléfono con una toalla de mano. Coloque cinta adhesiva negra sobre las lucecitas que sean visibles en todos los aparatos eléctricos. Considere adquirir cortinas gruesas.

20. Bloquee el ruido mediante el uso de tapones para los oídos, el doble acristalamiento de sus ventanas o el uso de cortinas gruesas. Yo personalmente uso un generador de sonidos que compré en Brookstone

que reproduce ruido blanco. O puede usar simplemente un ventilador.

21. Pruebe con un CD de canciones para conciliar el sueño o uno que contenga sonidos de la naturaleza.

22. Mantenga a las mascotas fuera de su habitación. Los animales a veces roncan, se suben a la cama, rugen, aúllan, ladran, o se quejan. También ocasionan alergias a muchas personas.

23. Evite ver películas que lo alteren, juegos de pelota o noticias nocturnas. Prefiera algo divertido o ligero antes de ir a la cama, pero lo mejor es no ver televisión en la habitación.

24. Cuando estén acostados en la cama, usted y su pareja deben tratar de decirse o leerse chistes el uno al otro. Las parejas que ríen juntas y oran juntas, generalmente permanecen juntas.

25. Medite en las Escrituras y no deje que su mente se preocupe o vague. Yo medito en el Padre Nuestro en Mateo 6:9-13. También medito en el Salmo 91, 1 Corintios 13:4-8, y Efesios 6:10-18. Es necesario que memorice estas escrituras y que medite en ellas una y otra vez.

Mantenga un diario del sueño

Lograr que su cuerpo se beneficie de todas las etapas del sueño puede ser un desafío, como hemos visto que ocurre con muchos estadounidenses que no duermen bien durante la noche. Pero usted no tiene que formar parte de las estadísticas. Le recomiendo que mantenga un diario del sueño, el cual le permitirá realizar algunas observaciones importantes para identificar su verdadero problema con el sueño. Llene su diario todas las mañanas al despertarse. Si toma pastillas para dormir, por favor deje de tomarlas mientras lleva este diario, para que pueda identificar los verdaderos detalles de su problema con el sueño. Por favor, incluya la siguiente información en su diario:

1. La hora en que se fue a la cama y la hora en que se despertó.

2. Cuánto tiempo le tomó dormirse.

3. Cuántas veces se despertó en la noche y cuánto tiempo le tomó volver a dormirse.

4. Cuánta cafeína ingirió en el día y la hora en que la ingirió.

5. Todo lo que consumió, sea comida o aperitivo vespertino, y la hora en que lo comió.

6. Las siestas que tomó.

7. Los medicamentos que tomó.

8. La valoración de la calidad de su sueño en cuanto a descanso sin interrupciones,

a pocas interrupciones, a interrupciones frecuentes, a si se despertó pero se volvió a dormir y, finalmente, a si se despertó y se quedó despierto.

9. Su estado de alerta mental cuando se despierta en las mañanas (¿Se siente usted de mal humor o renovado?).

10. Cualquier factor físico, emocional o ambiental que perturbe su sueño (una pareja que ronca, una habitación caliente, el ruido de la televisión, el ruido del tráfico, una tormenta, atender a los niños, estrés, pensamientos preocupantes, acidez, tos, enfermedades, etc.).

La recomendación es mantener el diario del sueño de dos a cuatro semanas continuas, todos los días. Cuando usted se despierte en la mañana (no a mitad de la noche), simplemente escriba sus observaciones antes de salir de la cama.

Hasta ahora hemos descubierto que muchas de las elecciones que hacemos diariamente pueden influir en nuestra habilidad de acceder a la maravillosa bendición que es un sueño renovador y rejuvenecedor. Disfrutar de un buen descanso es un hermoso regalo de Dios. Pongamos nuestros ojos en Él para tener un sueño bendecido, ya que Él ha prometido dárnoslo. La Biblia dice: "En vano madrugan ustedes, y se acuestan muy tarde, para comer un pan de fatigas, porque Dios concede el sueño a sus amados" (Sal. 127:2).

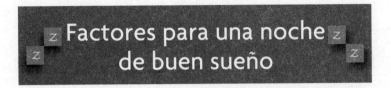

Factores para una noche de buen sueño

- Los inhibidores del sueño se esconden en lugares insospechados: en la comida; en la luz artificial; en los medicamentos; en el ejercicio; en el ambiente de su habitación; e incluso, algunas veces, en su compañero de habitación. Haga todo lo que esté a su alcance para erradicar estos inhibidores de su rutina nocturna.

- La buena higiene del sueño es real. Trate de incorporar cada uno de los veinticinco hábitos en su estilo de vida de descanso.

- Un diario del sueño lo puede ayudar a identificar patrones y problemas. Utilícelo para evaluar su descanso nocturno.

Capítulo 4

TRASTORNOS DEL SUEÑO

SI USTED ANDA por la vida sintiéndose cansado y pasa demasiadas noches mirando al techo o dando vueltas por la casa, usted forma parte de los millones de estadounidenses que sufren de algún trastorno del sueño. Los trastornos del sueño alcanzas niveles epidémicos en Estados Unidos. Un estimado de sesenta millones de estadounidenses sufre de insomnio y otros trastornos del sueño. Otros informes afirman que sesenta por ciento de los estadounidenses adultos sufre de insomnio al menos algunas veces a la semana. Como resultado, más de la mitad de la población experimentará somnolencia durante el día.[1]

La clave para descubrir si usted sufre un trastorno del sueño es analizar cómo se siente cuando se despierta y cuán alerta se siente durante el día. Si no se despierta sintiéndose renovado y se siente somnoliento durante el día, puede que sufra de un trastorno que impide que su cuerpo y su mente disfruten de un descaso reparador cada noche.

¿CUÁL ES SU TIPO?

Los trastornos del sueño se dividen en dos categorías principales:

1. Disomnias. Se caracterizan por la dificultad tanto como para dormirse como para permanecer dormido, seguido de aletargamiento excesivo durante el día. Las disomnias incluyen el insomnio, la apnea del sueño, la narcolepsia, el síndrome de las piernas inquietas, los movimientos límbicos periódicos, y los síndromes de la fase del sueño adelantada y retrasada.

2. Parasomnias. Son conductas anormales que ocurren durante el sueño, como los terrores nocturnos (una actividad aterradora durante el sueño), pesadillas, sonambulismo, somniloquía, bruxismo (rechinar los dientes), desórdenes alimenticios relacionados con el sueño, y trastorno en el comportamiento del sueño REM.

Aprendamos un poco más sobre estos problemas del sueño tan extremadamente desagradables.

EL INSOMNIO

El insomnio es, con mucho, el trastorno de sueño más común. Se caracteriza por la dificultad tanto para dormir como para permanecer dormidos. Hay dos tipos principales de insomnio: el insomnio primario e el insomnio secundario.

El Insomnio primario

El insomnio primario no se origina en problemas de tipo médico, psiquiátrico o ambiental, ni es producto del uso de fármacos u otras substancias. El insomnio es un trastorno médico en sí mismo, es decir, el insomnio no es un síntoma de otra enfermedad médica o psiquiátrica.

Usualmente, el insomnio primario es un problema aislado que se desarrolla con el paso del tiempo. Estudios han demostrado que aquellos que sufren de insomnio crónico producen niveles más elevados de la hormona del estrés que el resto de la gente. Dado que el insomnio primario es un trastorno en sí mismo y se encuentra frecuentemente asociado al estrés, le recomiendo encarecidamente que lea mi libro *La nueva cura bíblica para el estrés*. Las técnicas conductuales, las técnicas de higiene del sueño, algunas técnicas de relajación y los complementos alimenticios generalmente ayudan a revertir el insomnio primario. Hablaré de estas técnicas más adelante.

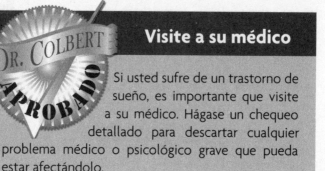

Visite a su médico

Si usted sufre de un trastorno de sueño, es importante que visite a su médico. Hágase un chequeo detallado para descartar cualquier problema médico o psicológico grave que pueda estar afectándolo.

Insomnio secundario

El tipo de insomnio más común, el insomnio secundario, es un síntoma o efecto secundario de otro problema médico o emocional, como: ansiedad, depresión, dolor crónico, problemas cardíacos, asma, reflujo, menopausia con calorones y sudores nocturnos, desórdenes urológicos, etcétera. El insomnio secundario también puede ser un efecto colateral de ciertos medicamentos, especialmente los medicamentos para la gripe, la sinusitis, el asma, u otros. El insomnio secundario también puede deberse al consumo de cafeína, nicotina, o alcohol.

Se cree que alrededor de ocho de cada diez personas con insomnio, sufre de insomnio secundario. Dado que más del ochenta por ciento de los pacientes con insomnio sufre de insomnio secundario, es de vital importancia tratar el problema principal.[2]

Por ejemplo, si su insomnio se debe a que tiene la próstata agrandada y debe levantarse muchas veces durante la noche para orinar, simplemente tratar la próstata agrandada resolverá el insomnio. Si su insomnio se debe a que experimenta calorones o reflujo, tratar estos males generalmente eliminará el insomnio. Si su insomnio se debe a ansiedad o a depresión, tratar la ansiedad o la depresión corregirá el insomnio.

La buena noticia es que curar el insomnio secundario es bastante fácil. Usualmente se logra tratando el problema principal, utilizando algunas técnicas conductuales, siguiendo un régimen de higiene del sueño e ingiriendo algunos suplementos naturales.

APNEA DEL SUEÑO

La apnea del sueño afecta a más de dieciocho millones de estadounidenses y alrededor de diez millones aún no han sido diagnosticados. Más del cincuenta por ciento de los pacientes con apnea del sueño son mayores de cuarenta años.

La apnea del sueño es más común en los hombres que en las mujeres: el cuarenta y nueve por ciento de los hombres de mediana edad, y solo de dos a cuatro por ciento de las mujeres de mediana edad sufren de apnea.[3] Después de la menopausia, las mujeres pierden el efecto protector del estrógeno y la progesterona y el riesgo de desarrollar apnea obstructiva del sueño aumenta significativamente, acercándose al nivel de los hombres.

Los afroamericanos tienen el riesgo más alto entre todos los grupos étnicos de sufrir apnea del sueño.

La apnea del sueño puede causar con el tiempo hipertensión, arritmias, fallas cardíacas congestivas, derrames, enfermedad de la arteria coronaria, infartos, paros cardíacos, hipertensión pulmonar, diabetes tipo 2, pérdida de memoria, y depresión. Un estudio determinó que el riesgo de sufrir derrames se duplica en un período de siete años si la persona sufre de apnea del sueño.[4]

Se cree que la apnea del sueño contribuyó con la muerte del miembro del Salón de la Fama del Fútbol Americano, Reggie White.[5] La apnea del sueño también está relacionada con la fatiga y la somnolencia diurna, pérdida de memoria, irritabilidad, accidentes y muerte prematura.

¿Cómo diferenciar el ronquido, de la potencialmente mortal apnea del sueño? Bueno, en primer lugar, los síntomas son diferentes. Un paciente con apnea del sueño generalmente tiene un ronquido muy fuerte, que se interrumpe con períodos extensos de silencio seguidos de un sonido de jadeo, ahogo o resoplido.

La gente que duerme sola muchas veces ni se da cuenta de que ronca o deja de respirar, pero usualmente tiene señales y síntomas de apnea del sueño que puede reconocer.

Estos pacientes usualmente tienen un cuello grande. La circunferencia del cuello de los hombres con apnea del sueño usualmente es de diecisiete pulgadas (43 cm) o más. En las mujeres, la circunferencia del cuello alcanza las dieciséis pulgadas (40 cm).

También tienen somnolencia extrema durante el día y tienden a quedarse dormidos cada vez que guardan silencio durante unos minutos. Normalmente también se sienten ausentes o como si estuvieran en medio de una neblina.

Aumentar de peso incrementa el riesgo de sufrir apnea del sueño, ¡y tener apnea del sueño aumenta el riego de aumentar de peso! Esto se debe principalmente a que la gente con apnea del sueño usualmente se siente demasiado cansada para realizar cualquier tipo de ejercicio.

La gente con apnea del sueño también presenta problemas con la concentración, la memoria, el tiempo de reacción y el aprendizaje. Su cerebro ha sido privado de oxígeno, y simplemente se sienten cansados por la falta de sueño de calidad.

La privación continua de oxígeno recarga el corazón y los pulmones, lo que con el paso del tiempo puede elevar la presión sanguínea, ya que los órganos vitales están literalmente muriendo por falta de oxígeno. Esta es la razón por la cual la gente con apnea del sueño tiene un riesgo mayor de hipertensión, problemas cardíacos (incluyendo ataques al corazón e infartos), diabetes tipo 2, e incluso depresión.

Tener antecedentes familiares de apnea del sueño incrementa de dos a cuatro veces el riesgo de sufrirla.

Durante un episodio de apnea del sueño, la respiración se puede detener durante un período que va de diez segundos a un minuto. Luego la persona se despierta para respirar, normalmente jadeando. Este ciclo de despertarse para respirar puede ocurrir cientos de veces durante la noche.

Existen tres tipos de apnea del sueño: apnea del sueño obstructiva, apnea del sueño central y apnea del sueño mixta.

Apnea del sueño obstructiva

La apnea del sueño obstructiva es la variante más común de este grave trastorno, que ocurre en aproximadamente de dos a cuatro por ciento de los adultos de mediana edad.[6] ¡La mayoría de la gente con apnea del sueño ni siquiera se da cuenta de que la padece!

Es ella, el paso de aire por las vías respiratorias superiores se obstruye completamente durante diez segundos o más. En estos episodios, los niveles de oxígeno en la sangre disminuyen y los niveles de dióxido de carbono aumentan.

Es este cambio en los gases de la sangre lo que le avisa al cerebro que los pulmones necesitan respirar nuevamente. Pero para que esto ocurra, el cerebro debe despertar al cuerpo. Estos episodios de apnea pueden ocurrir de veinte a cientos de veces en una sola noche, despertando a la persona una y otra vez, aunque esta no se dé cuenta. Como se podrá imaginar, el resultado es somnolencia durante el día, depresión, y problemas de aprendizaje y memoria.

Más de la mitad de los individuos que sufren apnea del sueño tienen sobrepeso.[7] Tener el cuello grande, doble papada y obesidad troncal (obesidad alrededor de la región abdominal), parecen ser factores relacionados con la apnea del sueño. Cuanto más grande sea el tamaño del cuello y cuanto más alcohol se consuma, mayor es la probabilidad de sufrir de este trastorno.[8]

Para diagnosticar apnea del sueño, se hace un estudio en un laboratorio de sueño. El estudio del sueño mide la saturación de oxígeno, los episodios de apnea, los movimientos corporales, la temperatura del cuerpo, el pulso, la respiración, el movimiento de los ojos y la actividad cerebral. Todos los laboratorios de sueño le permiten descansar en un amiente cómodo.

La apnea del sueño se trata normalmente con presión de aire positiva continua (CPAP, por sus siglas en inglés) o presión de aire positiva de dos niveles (BiPAP, por sus siglas en inglés). El apoyo de presión asegurado de volumen promedio (AVAPS, por sus siglas en inglés) es una tecnología novedosa en el tratamiento de la apnea del sueño, que fue introducida en los Estados Unidos en 2007. Esta tecnología logra una profundidad respiratoria adecuada, y es una función especial en algunas máquinas BiPAP. Los nuevos modelos de CPAP también son más silenciosos y ligeros, y tienen muchas opciones y tipos de máscaras.

Hace unos años, algunos de mis pacientes en máquinas CPAP, literalmente se quitaban las máscaras a mitad de la noche y las lanzaban. Actualmente existen modelos de máscara nuevos y muy cómodos que se ajustan bien a la cara y la nariz. La pérdida de peso, en especial alrededor del cuello, con frecuencia ayuda a aliviar o disminuir la gravedad de la apnea del sueño. La somnoplastia también puede ayudar a algunos pacientes con apnea del sueño leve.

Mientras usted pierde peso, asegúrese de ejercitarse, ya que eso ayuda a disminuir la talla de su cuello. Usted puede encontrar más información sobre este tema en mis libros *Los siete pilares de la salud* y *La nueva cura bíblica para la pérdida de peso*.

Apnea del sueño central

La apnea del sueño central ocurre cuando los centros respiratorios del cerebro no envían el mensaje de comenzar a respirar. Este tipo de apnea es común en personas con insuficiencia cardíaca congestiva, enfermedad pulmonar obstructiva crónica, así como enfermedades neurológicas. La terapia se centra principalmente en tratar los problemas médicos subyacentes, como la insuficiencia cardíaca congestiva.

Apnea del sueño mixta

La apnea del sueño mixta es una combinación de la apnea del sueño obstructiva y la apnea del sueño central, pero también es resultado de una obstrucción en el paso de aire.

NARCOLEPSIA

La narcolepsia, poco frecuente, afecta a doscientos mil estadounidenses y un doce por ciento tiene un familiar cercano que la sufre.[9] La narcolepsia es un trastorno del sueño de tipo neurológico, en el cual el cerebro no regula de forma adecuada el ciclo diario entre dormir y estar despierto. Es decir, el cerebro es incapaz de regular los ciclos de sueño de forma normal, y los pacientes sufren de anomalías en el sueño REM.

Los pacientes con narcolepsia se sienten aletargados durante el día y pueden quedarse dormidos en momentos poco apropiados, como en una reunión de negocios. También pueden experimentar parálisis del sueño, cataplexia, alucinaciones e insomnio. La cataplexia es una pérdida repentina de la función muscular, y ocurre en aproximadamente el setenta por ciento de los pacientes con narcolepsia.[10] Esto puede ocurrir a partir de cualquier emoción fuerte, incluyendo la ira o la risa. En casos graves, los músculos se paralizan y la persona cae al suelo. Alrededor del cincuenta por ciento de los pacientes con narcolepsia sufre también de parálisis del sueño. No pueden moverse o hablar durante algunos minutos cuando se están quedando dormidos o cuando se están despertando.[11] También un cincuenta por ciento experimenta alucinaciones, que pueden ser sonidos, sensaciones o imágenes de sueño aterradoras al momento de quedarse dormidos o despertarse.[12]

Si una persona sufre somnolencia aguda durante el día y cataplexia, probablemente sufra de narcolepsia. Estos pacientes deben hacerse un examen para descartar narcolepsia. Yo he hallado que la mayoría de estos pacientes también sufren de fatiga adrenal severa. Muchos pacientes con narcolepsia necesitan medicamentos como Provigil, que ayuda a mantener a la persona despierta y tiene pocos efectos secundarios.

Nuevamente, un horario de sueño regular, higiene del sueño, técnicas de reducción del estrés y técnicas de relajación pueden ayudar a quienes sufren de narcolepsia. Los grupos de apoyo también son de gran importancia en estos casos. En mi libro *La nueva cura bíblica para el estrés* puede encontrar más información para ayudar con la fatiga adrenal.

Trastornos de movimiento

Existen dos trastornos de movimiento que con frecuencia causan insomnio: el síndrome de las piernas inquietas y el trastorno de movimiento periódico de las extremidades. Estos trastornos de movimiento son en realidad trastornos del sueño de tipo neurológico. El Síndrome de las piernas inquietas normalmente mantiene a la persona despierta, mientras que el Trastorno de movimiento periódico de las extremidades mantiene despierto al compañero de quien lo sufre. Veamos las características de cada uno.

Síndrome de las piernas inquietas

El síndrome de las piernas inquietas afecta a unos doce millones de estadounidenses.[13] Es un trastorno del sueño de tipo neurológico que se caracteriza por una urgencia de mover las piernas, sensaciones extrañas (especialmente en las pantorrillas), sensación de cosquilleo (como gusanos que trepan por la piel), así como sensación de estirones, hormigueo o pinchazos en las piernas.

Estas sensaciones normalmente comienzan en la tarde, pero también pueden ocurrir durante el día, mientras la persona se sienta en su escritorio, ve la televisión o juega. Las sensaciones normalmente empeoran cuando la persona se acuesta a dormir.

Simplemente mover las piernas o cambiar el paso, darse masajes o estirar las piernas puede ser de ayuda para aliviar el problema de forma temporal. Pero como estas sensaciones se presentan normalmente de noche cuando la persona está en la cama, pueden interferir gravemente con el sueño, ocasionando que el individuo salga y entre de la cama repetidas veces durante la noche. Con el paso del tiempo, se sentirá agotado y estará más propenso a sufrir depresión.

Las causas de este trastorno son desconocidas, pero se cree que es una falla de tipo neurológico a través de la cual el cerebro controla el movimiento. También se cree que está relacionado con el neurotransmisor dopamina. Este trastorno conlleva un componente genético, el hijo de un paciente con síndrome de las piernas inquietas tiene cincuenta por ciento de probabilidades de heredarla.[14]

El síndrome de las piernas inquietas también está asociado con otros trastornos médicos, incluyendo anemia por deficiencia de hierro, diabetes, falla del hígado, neuropatía, artritis y mal de Parkinson. Algunos medicamentos pueden empeorarlo, entre ellos el litio, los antihistamínicos y los antidepresivos. El exceso de cafeína, nicotina y alcohol también pueden empeorarlo.

El síndrome de las piernas inquietas es más común después de los cincuenta años.[15] El ejercicio aeróbico moderado, como el ciclismo o la caminata, ayuda a disminuir los síntomas, pero el ejercicio excesivo los empeora. Tomar un baño tibio que contenga de una a cuatro tazas de sales de Epson (sulfato de magnesio hidratado) en el agua de la bañera también ayuda a disminuir los síntomas.

Si usted sufre de este trastorno, su médico debe practicarle exámenes de sangre para descartar anemia. También deberá examinar sus niveles de hierro, ferritina y magnesio. Además, también recomiendo que su médico le realice exámenes para descartar diabetes o problemas renales.

Los suplementos de hierro y magnesio pueden ayudarle con el síndrome de piernas inquietas, pero tome suplementos de hierro solo si su examen de sangre muestra que usted es anémico y tiene bajos niveles de hierro.

La mayoría de los hombres y de las mujeres postmenopáusicas no deberían necesitar suplementos de hierro. Si hay anemia, puede deberse a una hemorragia gastrointestinal lenta, cáncer de colon, úlcera, gastritis, hemorroides o reflujo ácido. Necesitará la asesoría de un médico de cuidados primarios y un especialista gastrointestinal, de ser el caso.

También recomiendo reducir la cafeína y abandonar la nicotina y el alcohol. Los ejercicios de estiramiento, el yoga de relajación, los masajes en las piernas y el uso de compresas calientes, con frecuencia ayudan a aliviar el problema. Yo siempre les receto a estos pacientes un suplemento vitamínico general con un suplemento de magnesio quelado y un suplemento de aceite de pescado. Esto ayuda durante algunas semanas.

Si su síndrome de piernas inquietas es muy fuerte y afecta sus horas de sueño de manera significativa, hable con su médico sobre un medicamento llamado Requip, que normalmente proporciona bastante alivio. Este medicamento es muy útil y está indicado para el tratamiento de esta enfermedad, así como para el mal de Parkinson.

Trastorno del movimiento periódico de las extremidades

El trastorno del movimiento periódico de las extremidades es un problema médico que involucra contracciones involuntarias de las piernas y en ocasiones de los brazos, mientras se está durmiendo. Estos movimientos de piernas son usualmente sacudidas o patadas, que duran alrededor de treinta segundos y pueden ocurrir cientos de veces durante la noche.

Se diferencia del síndrome de las piernas inquietas en que esta última puede ocurrir durante el día y los movimientos son voluntarios. El trastorno del movimiento periódico de las extremidades, por el contrario, ocurre cuando la persona duerme y los movimientos son involuntarios.

Muchos pacientes que padecen trastorno de movimiento periódico de las extremidades no se dan cuenta de que sacuden sus piernas durante la noche. Sin embargo, su cónyuge sí lo nota. Usualmente, es la pareja quien se despierta muchas veces por la noche y quien sufre de insomnio, no la persona enferma.

Este trastorno del sueño de tipo neuronal probablemente también esté relacionado con el neurotransmisor dopamina, y es más común en individuos mayores. Yo trato esta enfermedad de manera similar al síndrome de las piernas inquietas y solicito hacer los mismos exámenes de sangre. También les receto un multivitamínico general, magnesio quelado y aceite de pescado. Si el caso es de gravedad, normalmente también mejoran con el medicamento Requip.

PARASOMNIAS

Las parasomnias son trastornos del sueño que causan comportamientos extraños al dormir. Veamos las parasomnias más comunes.

Pesadillas

Las pesadillas ocurren durante la etapa REM, o de los sueños. El que duerme no está en estado de confusión o desorientación, y recuerda su sueño. Usualmente tampoco tiene síntomas físicos asociados con los terrores nocturnos.

Las pesadillas son sueños terroríficos que normalmente se relacionan con una experiencia muy impresionante o aterradora. Algunos medicamentos, incluyendo narcóticos, antidepresivos y somníferos, pueden causar pesadillas como efecto secundario. También el alcohol y las drogas pueden producir pesadillas. Las pesadillas son comunes cuando la persona disminuye o suspende totalmente la ingesta de benzodiacepinas, como el Xanax o el Valium, o cuando disminuye el consumo de alcohol o barbitúricos. Incluso ciertos alimentos como el chocolate, pueden causar pesadillas. Las pesadillas se presentan en hasta el siete por ciento de los adultos y son más comunes en los niños.[16]

Sin embargo, una buena higiene del sueño y horarios de sueño fijos son muy importantes para sobreponerse a las pesadillas. También es importante evitar ver películas o programas de terror, e incluso noticieros nocturnos. Si las pesadillas no ceden, por lo general recomendamos terapia cognitiva-conductual y consejería.

Yo comúnmente ayudo a los pacientes que tienen pesadillas con técnicas de acupresión, para eliminar los detonantes traumáticos.

Terrores nocturnos

Los terrores nocturnos son diferentes a las pesadillas. En los terrores nocturnos, la persona que duerme usualmente no recuerda el episodio o lo recuerda muy poco. La persona normalmente se despierta desorientada y confundida, con el pulso y la respiración acelerados, la presión sanguínea alta, con sudores, agitación extrema y las pupilas dilatadas.

La persona que duerme normalmente se sienta en la cama, aterrado, y da gritos de pánico. Puede jadear, gemir o pelear violentamente en la cama. Algunas veces los terrores nocturnos pueden estar acompañados de sonambulismo.

Este trastorno no está asociado con los sueños, pero ocurre en la fase NREM del sueño. La persona que lo sufre simplemente se encuentra entre dormido y despierto.

Los niños tienden a sufrir más de terrores nocturnos que los adultos: seis por ciento de los niños contra uno por ciento de los adultos.[17] Los niños normalmente los superan al crecer.

Cuando alguien experimente un episodio de terror nocturno, simplemente háblele calmadamente, con voz tranquilizadora. Tenga cuidado de tocarle solo cuando esté calmado, ya que el contacto puede ser interpretado erróneamente como un ataque.

También es muy importante dormir de manera habitual y evitar pasar noches sin dormir. Léale a su hijo un cuento agradable a la hora de dormir, y no uno que lo asuste. De esta manera le ayudará a aliviar el estrés o la ansiedad. La terapia cognitiva-conductual y la consejería pueden ayudar a algunas personas. También utilizamos técnicas de acupresión que combinan la kinesiología aplicada con la acupresión, y que ayudan a aliviar el miedo, la ansiedad y el estrés, al igual que otras técnicas que ayudan a identificar y eliminar cualquier detonante traumático. También es conveniente eliminar las bebidas con cafeína de la dieta, especialmente a altas horas de la noche y en la tarde.

Sonambulismo

El sonambulismo es muy común en los niños: aproximadamente quince por ciento de los niños en edad escolar lo sufre al menos una vez, y el uno por ciento de los adultos.[18]

Normalmente no es necesario tratar el sonambulismo, ya que la mayoría de los individuos lo supera. Sin embargo, si alguien es propenso a hacerse daño cuando está sonámbulo, es importante organizar la habitación y eliminar cualquier obstáculo para evitar que se caiga. También es importante asegurar todas las puertas y ventanas para mantener a la persona dentro de su habitación.

Se pueden colocar algunos móviles en las puertas para que le alerten cuando la persona que duerme se levante sonámbula.

Cuando esté con la persona sonámbula, es importante que la guíe amablemente de vuelta a su cama, con voz tranquilizadora. No la sacuda, ni la grite, ni trate de despertarla. Podría pensar que es un ataque y tratar de defenderse.

Permanezca en calma. El sonámbulo normalmente responde bien a las técnicas de reducción del estrés, técnicas de relajación, buena higiene del sueño y un horario de sueño habitual. Si el sonambulismo continúa o empeora, se puede aplicar la terapia cognitiva-conductual o consejería. Algunos también encontrarán útil la terapia de aminoácido dirigido, que utiliza los aminoácidos para corregir desequilibrios en los neurotransmisores. Visite www.neurorelief.com para más información

Desorden alimenticio relacionado con el sueño

Este desorden afecta hasta un tres por ciento de la población; sin embargo, un porcentaje más alto, hasta un quince por ciento, tiene algún desorden alimenticio. El desorden alimenticio relacionado con el sueño normalmente involucra sonambulismo y comer dormido. Aproximadamente dos tercios de estos pacientes son mujeres, y cerca de la mitad sufre de sobrepeso.[19] Estas personas usualmente comen comida chatarra y dulces, pero podrían comer comida de gato, comida de perro o masa para galletas. Los medicamentos Ambien y el litio pueden desencadenar este problema; al igual que el estrés, la depresión, los desórdenes alimenticios, los trastornos de personalidad y el insomnio. Eliminar los medicamentos detonantes y detener el sonambulismo normalmente controla el problema. Por favor, siga las instrucciones para el sonambulismo.

Bruxismo

Bruxismo es simplemente rechinar los dientes. Esto puede, en última instancia, dañar los dientes y también la articulación temporomaxilar de la mandíbula. El trastorno de la articulación temporomaxilar está asociado con dolor en la mandíbula y en la cabeza. El dolor también puede irradiarse hacia los oídos o el cuello. El bruxismo agudo también puede despertar a la pareja. Aproximadamente el ocho por ciento de la población rechina los dientes, y la mayoría no se da cuenta de ello.[20]

Para corregir ese problema, usualmente refiero a mis pacientes a un dentista con conocimientos de bruxismo y desórdenes temporomaxilares para que le recete una férula dental nocturna que proteja los dientes y mandíbula.

También los refiero a un terapeuta cognitivo-conductual o consejero, a la vez que les enseño técnicas de reducción del estrés y de relajación. También se benefician de una buena higiene de sueño, que incluya un horario de sueño habitual. También les recomiendo reducir la cafeína y el alcohol, especialmente en la tarde y noche. Algunos de los suplementos para el insomnio son beneficiosos para estos pacientes con bruxismo.

Trastorno del comportamiento del sueño REM

Esta es una parasomnia muy poco frecuente que sufre menos del uno por ciento de la población. La mayoría son hombres de edad avanzada, normalmente mayores de sesenta años.[21]

Este es un trastorno potencialmente peligroso que puede causar daño al paciente o a su cónyuge. Se debe generalmente a una falla en un mecanismo diseñado para paralizar el cuerpo durante el sueño. Mientras la persona sueña, comienza a representar sus sueños. En ocasiones los sueños son tan intensos que la persona puede hacerse daño a sí misma o a su cónyuge sin darse cuenta. La causa se desconoce, sin embargo, ciertos padecimientos médicos pueden potenciarlo, incluyendo el mal de Parkinson, la demencia, algunos tumores cerebrales y la narcolepsia.[22]

Los pacientes con esta enfermedad deben visitar un neurólogo y un médico general para realizarse exámenes físicos generales, exámenes neuronales y una resonancia magnética cerebral. Armas, cuchillos, objetos cortantes y cualquier objeto potencialmente peligroso deben ser sacados de la habitación. Estos pacientes necesitan medicamentos para controlar su problema. Una buena higiene del sueño, incluyendo un horario de sueño habitual, reducción del estrés y ejercicios de relajación también ayudan.

NO PIERDA LAS ESPERANZAS

Los trastornos del sueño afectan a millones de personas todos los días, siendo el insomnio el más común de ellos, y aunque no exista una cura perfecta para cada uno, no hay razón para que pierda las esperanzas de que podrá encontrar descanso. Muchos de estos trastornos se pueden tratar naturalmente, sin drogas. Lo mejor es que conozca lo que le ocurre, porque estar enterado representa la mitad de la batalla.

Factores para una noche de buen sueño

- Los trastornos del sueño afligen a unos sesenta millones de estadounidenses. Otros informes indican que sesenta por ciento de los estadounidenses en edad adulta sufren de insomnio al menos algunas veces por semana. ¿Forma usted parte de las estadísticas?

- Los trastornos del sueño se dividen en dos categorías: las disomnias, que están relacionadas con la dificultad de dormirnos y mantenernos dormidos; y las parasomnias, que son conductas que se tienen durante el sueño.

- El insomnio secundario, que es un síntoma más que una causa, es con mucho más común que el insomnio primario.

- Solo porque usted o alguien que conozca ronque, no significa que sufre de apnea del sueño. No todo el que ronca sufre de apnea del sueño, pero todo el que sufre de apnea del sueño, ronca.

Capítulo 5

TERAPIAS PREVENTIVAS PARA CONCILIAR EL SUEÑO

Todas las personas y los animales de la creación de Dios necesitan descansar. La tierra y las plantas descansan a medida que pasan las estaciones. Como principio fundamental de la Creación, Dios creó el descanso para fortalecer todos los aspectos de su vida y su salud. La Biblia dice: "Porque así ha dicho Jehová el Señor, el Santo de Israel: 'En descanso y en reposo seréis salvos; en quietud y en confianza será vuestra fortaleza'" (Isa. 30:15).

Tener el descanso que usted necesita es vital para todo lo que hace. El descanso sana y restaura su cuerpo, y el descanso en Dios lo libera de las presiones y el estrés que atacan diariamente su cuerpo y su mente.

Veamos ahora algunas terapias para conciliar el sueño que pueden ayudarle a dormir tranquilamente, sin fármacos ni efectos secundarios inesperados.

Aclaremos las cosas

Aunque usted no lo crea, la cantidad de luz solar que usted reciba durante el día puede tener un efecto significativo en la calidad de su sueño. La mayoría de los estadounidenses pasa demasiado tiempo en ambientes cerrados, con poca luz artificial o luz fluorescente. En consecuencia, reciben muy poca luz del sol. Esto perturba nuestro reloj circadiano, lo que altera nuestro estado de ánimo, interfiere con nuestro sueño, y nos afecta tanto mental como físicamente.

La poca exposición a la luz natural durante un período de tiempo prolongado puede, con el paso del tiempo, causar un desequilibrio de las hormonas serotonina y melatonina. Esto puede ocasionar trastorno afectivo estacional, también conocido como TAE (por sus siglas). El TAE es un tipo de depresión con síntomas de tristeza, desesperanza, letargo, pérdida o aumento de peso y otros síntomas relacionados con la depresión leve. Este trastorno se produce generalmente en los meses finales de otoño e invierno, cuando los días se hacen más cortos y hay menos exposición a la luz del sol.

El TAE, también llamado depresión invernal, afecta a unos once millones de estadounidenses al año.[1] Estos individuos necesitan dormir más, ya que la calidad de su sueño disminuye y se despiertan cansados. El trastorno afectivo estacional es mucho más común al norte de Estados Unidos.

Recibir suficiente luz solar durante el día ayudará a aumentar la melatonina en las horas de la noche. También ayudará a aumentar los neurotransmisores serotonina y norepinefrina. La melatonina y la serotonina ayudan a estimular el sueño, mientras que la noradrenalina y la serotonina ayudan a elevar el estado de ánimo.

Permanezca de veinte a treinta minutos al día al sol, bajo la sombra de un árbol. Puede almorzar al aire libre en una mesa de picnic o en el interior, cerca de una ventana que permita entrar la luz solar. Si vive en el norte, donde la mayoría de los días son nublados, podría ser de gran ayuda adquirir una caja de luz que tenga luces del espectro completo. Una opción mucho menos costosa es una visera de luz, que es simplemente una visera que contiene luces LED. Si usted vive en la soleada región del sur, donde la luz solar es abundante, siéntese bajo la sombra de un árbol a la hora del almuerzo durante aproximadamente treinta minutos, y reciba el poder curativo de la luz mientras come.[2]

Si usted trabaja en la noche, en turnos nocturnos, o turnos rotativos, algunos cambios pueden ser de utilidad especialmente si trabaja turnos rotativos. Si trabaja en la noche y duerme durante el día, asegúrese de dormir en una habitación completamente oscura, con todas las luces cubiertas. Antes de salir al trabajo por la noche, utilice una caja de luz o una visera de luz. Por último, cuando regrese a casa por la mañana, utilice lentes de sol que bloqueen toda la luz, de esta manera preparará la mente y el cuerpo para dormir.

DUERMA UNA SIESTA

Investigaciones demuestran que la gente puede aumentar su capacidad de estar alerta, reducir el estrés y mejorar la concentración y la memoria con una simple siesta. Una siesta reparadora también mejora el aprendizaje y el tiempo de reacción, y le hace más paciente, eficiente y saludable.

Estudios han demostrado que dormir veinte minutos en la tarde es mucho mejor que dormir veinte minutos más en la mañana. Los expertos del sueño recomiendan que la siesta sea de aproximadamente veinte minutos.

Una siesta más larga por lo general conduce a una etapa más profunda del sueño, lo cual lo dejará aturdido y le hará más difícil despertarse. Las siestas más largas de hecho interfieren con el sueño.

Un estudio reveló que una siesta corta incrementa el rendimiento en un treinta y cuatro por ciento, y la capacidad de estar alerta en un cincuenta y cuatro por ciento.[3] Una siesta de veinte minutos a Mediodía es una manera estupenda de aumentar la energía, la concentración y la memoria; pero no se acostumbre a tomar siestas para compensar una deuda de sueño, ni tampoco tome una siesta si eso le impide ir a la cama a la hora habitual.

En vista de que muchos estadounidenses se encuentran privados de sueño, tomar la siesta es una de las mejores maneras de restaurarse y ponerse al día con el sueño.

Un enfoque conductual

Para evitar el insomnio, usted puede aprender algunos métodos que lo ayuden a relajarse y conciliar el sueño. Existen muchos métodos conductuales que le ayudarán en este sentido. Estas técnicas, en muchos casos, pueden aliviar el insomnio crónico. Muchos pacientes con insomnio primario encuentran útil la terapia conductual. Los medicamentos son igual de efectivos que la terapia conductual para tratar a las personas con insomnio.

Sin embargo, la mayoría de los medicamentos para dormir son adictivos, tienen efectos secundarios, y no curan el insomnio. Los métodos conductuales funcionan rápido y son efectivos con grupos de todas las edades, desde niños hasta ancianos. El objetivo es simplemente disminuir el tiempo que uno tarda en quedarse dormido a menos de treinta minutos y disminuir los períodos de vigilia durante la noche. Según los estudios, entre setenta y ochenta por ciento de los pacientes tratados con estos métodos no farmacológicos han mejorado la calidad de su sueño. Aún más sorprendente es que algunos estudios indican que el setenta y cinco por ciento de los individuos que toman medicamentos para dormir son capaces de eliminar o reducir el uso de dichos medicamentos después de realizar una terapia conductual.[4] Detallo muchos de estos métodos en mi libro *La nueva cura bíblica para el estrés*, pero echemos un vistazo a algunos de ellos.

Terapia cognitiva conductual

La terapia cognitiva conductual es una terapia que enseña a los pacientes a reconocer y cambiar patrones de pensamiento negativos y a cambiar la forma en que interpretan los acontecimientos. Se ha utilizado en el tratamiento de la ansiedad y la depresión durante décadas, pero también es muy útil en el tratamiento del insomnio. Los pacientes con insomnio con frecuencia se encuentran atrapados en patrones de pensamiento negativos sobre el sueño. Algunos de los pensamientos típicos son:

- "No voy a poder conciliar el sueño".

- "Me llevará una o dos horas quedarme dormido".

- "Debo dormir ocho horas para funcionar".

- "Si no duermo lo suficiente, no voy a rendir en el trabajo".

Como resultado de estos pensamientos negativos, se quedan acostados en la cama sin poder dormir. El objetivo del tratamiento es cambiar los patrones distorsionados de pensamiento sobre su capacidad para dormirse y permanecer dormidos.

En Marcos 11:24, Jesús dijo: "Por tanto os digo, todo lo que pidiereis orando, creed que lo recibiréis, y os vendrá". Si usted cree que no podrá conciliar el sueño o dormir toda la noche, entonces no lo hará. Sin embargo, existe una promesa en el Salmo 127:2 que dice que Dios concede el sueño a sus amados. ¡La Palabra de Dios nos promete un buen sueño! Ahora, ¿de qué lado estará usted? ¿Del lado de la Palabra de Dios o del lado de sus miedos?

Según 2 Corintios 10:4-5, es de vital importancia derribar estas fortalezas mentales que son nuestros miedos y preocupaciones sobre el sueño. Luego comenzar a creer, confesar y visualizar a Dios dándole a su amado, ¡usted!, un dulce sueño. Para más información sobre la terapia cognitiva conductual, consulte mis libros *La nueva cura bíblica para el estrés* y *La nueva cura bíblica para la depresión y la ansiedad*. También puede encontrar más información en la página de la National Association of Cognitive-Behavioral Therapists [Asociación Nacional de Terapeutas Cognitivo Conductuales] en www.nacbt.org [en inglés].

Relajación muscular progresiva

Toma aproximadamente diez minutos realizar la relajación muscular progresiva, que normalmente se centra en un grupo muscular específico en un lado del cuerpo, comenzando generalmente con los pies. Los músculos se tensan de cinco a diez segundos y luego se relajan durante unos quince segundos. Después se avanza al siguiente grupo muscular y se repite la secuencia, haciéndolo con un lado del cuerpo a la vez.

Esta técnica fue introducida en 1930 por Edmund Jacobson.[5] Jacobson creía que si la gente aprendía a relajar sus músculos a través de un método específico, la consecuencia sería la relajación mental. Su técnica consiste en tensar y relajar voluntariamente distintos grupos de músculos en todo el cuerpo en una secuencia ordenada.[6]

Hoy en día muchos científicos reconocen y están aprendiendo el gran valor que tiene este método de relajación. Según los psicólogos Robert Woolfolk y Frank Richardson, "a pesar de la relativa poca sofisticación de este método, la relajación progresiva es quizás el procedimiento (de relajación) más fiable y efectivo que existe".[7]

La relajación muscular progresiva (RMP), como se denomina hoy en día, es una de las técnicas de relajación más sencillas y fáciles de aprender. Funciona debido a la relación que existe entre la tensión muscular y la tensión emocional: el desbarajuste emocional hace que los músculos se tensen sin que la persona lo note. Esa tensión muscular causa otros problemas, como dolor de cabeza y dolor de espalda.

No comience este procedimiento sin realizarse un chequeo médico. Las personas que han sufrido lesiones, cirugías u otras dolencias no deben tensar grupos musculares que podrían lesionarse. Siempre recomiendo que no se comience ningún programa de ejercicios sin la aprobación de un médico.

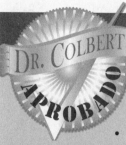

Baño de relajación

Usted puede añadir aceites esenciales al agua de su bañera. Aquí le explico cómo:

- Añada de cinco a diez gotas de aceites esenciales al agua caliente mientras se llena la bañera.

- No combine aceites esenciales con otros aceites de baño o jabón.

- Asegúrese de permanecer sumergido en la bañera al menos durante veinte minutos, para obtener los beneficios aromáticos.

Usted puede adquirir los aceites esenciales en las tiendas naturistas. Los siguientes aceites esenciales son especialmente beneficiosos.

- Lavanda. Al principio este aceite lo animará un poco. Pero luego de estar sumergido durante unos minutos, podrá sentir su efecto tranquilizante. Alivia la tensión nerviosa, la depresión y el insomnio.

- Geranio. Combine dos gotas de este aceite con el aceite de lavanda para un efecto relajante.

- Romero. Este aceite ayuda a la circulación. Úselo solo o con aceite de lavanda para aliviar la depresión.

- Bicarbonato de sodio o sales de Epsom. Un baño caliente con bicarbonato de sodio puede hacer maravillas para relajar sus músculos. Añada un puñado de bicarbonato de sodio o una o dos tazas de sales de Epsom en una bañera con agua bien caliente y relájese.

Respiración abdominal

A la respiración abdominal también se le conoce como respiración diafragmática. Si alguna vez ha ido a un retén de recién nacidos, habrá notado que todos los recién nacidos respiran abdominalmente. A medida que crecemos y nos volvemos seres cada vez más preocupados, vamos cambiando nuestra respiración abdominal por respiración torácica. La respiración torácica es una respiración tensa. Los cantantes de ópera, algunos cantantes profesionales, y los músicos que tocan instrumentos de viento, por lo general respiran con el abdomen. Fortalecer nuestra respiración abdominal es una de las formas más simples y fáciles de disminuir la tensión muscular a fin de relajarnos, aliviar el estrés y dormir mejor.

¿Respira usted con el abdomen o con el tórax? Para averiguarlo, simplemente acuéstese boca arriba y coloque su mano derecha sobre su abdomen, en la línea de la cintura (o en su ombligo). Luego coloque su mano izquierda en el centro de su pecho. Ahora respire normalmente y notará cual mano se levanta más al inhalar. En la mayoría de los casos, la mano sobre el pecho se levanta más. Esto significa que la persona respira con el tórax. Si la mano derecha sobre su abdomen se levanta más, entonces usted respira con el abdomen.

Para respirar con el abdomen, usted debe controlar su diafragma, que es el músculo que separa la cavidad torácica de la cavidad abdominal. Cuando usted inhala, el diafragma se aplana hacia abajo, permitiendo que los pulmones tengan más espacio para llenarse. Al aplanar ese músculo, usted permite la entrada de más oxígeno en el cuerpo y la salida de más dióxido de carbono.

Para hacer esto, recomiendo que se acueste boca arriba en una cama, alfombra o tapete. Estire las piernas y sepárelas ligeramente, con los pies apuntando hacia afuera. Coloque una mano sobre su abdomen, por encima del ombligo, y la otra mano en el centro de su pecho. Inhale lentamente por la nariz, asegurándose de que la mano derecha sobre el abdomen se levante. Empuje su abdomen hacia afuera a propósito; la mano que está en el pecho debe moverse solo un poco. Mientras inhala por la nariz, cuente mentalmente "mil uno, mil dos, mil tres". Cuando exhale por la boca, cuente "mil uno, mil dos, mil tres". Usted debe sentir que su abdomen desciende mientras exhala.

Algunos llevan este ejercicio un poco más lejos. Mientras inhalan se dicen a sí mismos: "Yo respiro el aliento de la relajación", o dicen: "Inhalo relajación" o "inhalo paz". A medida que exhalan, dicen mentalmente: "Yo exhalo tensión", "libero la tensión", "la tensión sale", o "el estrés sale".

Visualización

Desde que somos niños descubrimos y desarrollamos el arte de soñar despiertos. Usamos nuestra imaginación quizás para escapar de las circunstancias en las que nos encontramos, o para soñar con lo que nos habría gustado ser o hacer. Desgraciadamente, mientras en muchos aspectos al crecer nuestra mente se vuelve más activa y dinámica, nuestra imaginación se vuelve más negativa y mundana. La gente imagina las catástrofes que le sobrevendrán y tiene todo tipo de pensamientos inquietantes, lo cual les roba la paz de sus vidas. Pero utilizar nuestra imaginación de una manera saludable puede ser una técnica de relajación útil.

Todos practicamos la visualización mental a diario, aun sin darnos cuenta de ello. Soñar despiertos e imaginar son técnicas de visualización. Resulta muy beneficioso reducir el estrés utilizando técnicas de visualización de manera deliberada y consciente.

Encuentre un sitio tranquilo donde no pueda ser molestado y acuéstese o siéntese en una silla cómoda. Piense en una imagen, un lugar, un recuerdo o una escena que lo relaje. Sumérjase en la imagen, utilizando los cinco sentidos en su visualización. Observe las imágenes, escuche los sonidos, sienta las texturas, la temperatura del aire, el olor y el sabor de los elementos asociados a su imagen, y así sucesivamente.

Si su lugar favorito para vacacionar es la playa, imagínese caminando a lo largo de una playa en un día soleado. Sienta como la brisa del océano sopla a través de su cabello. Sienta el calor del sol en su piel, y escuche el golpear de las olas en la orilla. Saboree el aire salado y sienta profundamente la relajación que todo esto le proporciona. Deje que su imaginación se llene de las imágenes, sonidos y percepciones sensoriales que usted haya experimentado. Sea cual sea su visualización, permanezca cinco o diez minutos allí, y verá los efectos relajantes que tendrá en su mente. Y no olvide recordar nuevamente las bendiciones del momento presente.

Meditación

La meditación también es una técnica conductual muy útil para tratar el insomnio. Básicamente, se trata de centrar la atención en una sola cosa a la vez y abandonar cualquier otro pensamiento. En pocas palabras, la meditación es "pensamiento enfocado". Si un pensamiento aleatorio entra en la mente de una persona mientras medita, esa persona no debe resistir dicho pensamiento ni juzgarlo, simplemente aceptarlo e inmediatamente dejarlo ir. La mente consciente debe permanecer enfocada en una palabra o frase que la persona haya escogido para meditar, a través de la repetición.

Dios prometió una vida próspera y exitosa para quienes meditaran continuamente en su Palabra. Aunque existen muchos tipos de meditación, mi favorita es la meditación en las Escrituras. Podríamos llamarlo reflexionar o contemplar la Palabra de Dios. No se necesita una gran habilidad para aprender a meditar, solo decidir permanecer callado, controlar los pensamientos y enfocarse en una idea. ¿Qué mejores ideas que las que nos brinda la Palabra de Dios?

De acuerdo con Rick Warren, autor del libro *The Purpose-Driven Life* (Una vida con propósito: ¿Para qué estoy aquí en la tierra?): "Si usted sabe cómo preocuparse, ya sabe cómo meditar".[8] Y es que la preocupación también es un pensamiento enfocado: es enfocarse en el problema. En la meditación, el objetivo es ayudar a la persona a lograr y mantener un enfoque positivo. Para el cristiano, aquello en lo que una persona se concentra es tan importante como la técnica de concentración.

Las presiones innecesarias que la sociedad ejerce sobre nosotros pueden superarse si decidimos meditar en la Palabra de Dios. Jesús dijo: "Las palabras que yo os he hablado son espíritu y son vida" (Jue. 6:63). Yo escojo enfocarme específicamente en las palabras de Jesús cuando medito. Me siento calmadamente y repito las palabras de Jesús que he memorizado. Entreno mi mente para que se concentre en sus palabras y dejo que penetren profundamente en mi corazón y en mi alma.

Retroalimentación biológica

La retroalimentación biológica enseña cómo controlar funciones fisiológicas tales como la tensión muscular, la frecuencia cardiaca, la respiración, la presión arterial, la temperatura corporal, la sudoración, e incluso las ondas cerebrales, a través del uso de instrumentos y maquinas, Cada uno de estos parámetros biológicos puede controlarse hasta cierto punto con un entrenador en retroalimentación biológica. Al aprender a controlar estas funciones, usted puede aprender a mejorar su sueño.

Existen cuatro tipos de retroalimentación biológica: la retroalimentación neurológica, la retroalimentación electromiográfica, la retroalimentación respiratoria y la retroalimentación térmica. He descubierto que la retroalimentación neurológica y la retroalimentación electromiográfica son de mucha utilidad para mis pacientes con insomnio.

En una sesión de retroalimentación, la persona afectada trabaja con un entrenador profesional para identificar qué sectores del sistema nervioso no se encuentran relajados. Por ejemplo, el electrocardiograma de una persona puede mostrar actividad de ondas alfa en el cerebro (una señal de relajación), pero la electromiografía muestra tensión muscular y que la temperatura corporal es fresca, los cuales son dos indicadores de estrés. La retroalimentación biológica ayuda a identificar qué aspectos del cuerpo necesitan ser tratados con una técnica de relajación.

La mayoría de las grandes ciudades y las universidades más importantes ofrecen entrenamiento en retroalimentación biológica. Para contactar a un profesional certificado en esta disciplina, visite www.aapb.org (esta información está desponsible en inglés). Algunas empresas ofrecen "entrenadores" en retroalimentación biológica menos costosos, que trabajan en línea a través de la computadora. Pregúntele a un profesional certificado en este tipo de programas cuál se adapta mejor a sus necesidades. Recuerde: la retroalimentación biológica no es una técnica de relajación como tal. Es más bien una herramienta que nos ayuda a saber dónde y cómo aplicar las técnicas de relajación.

Elimínelo con un masaje

Existen al menos doscientas técnicas de masajes conocidas. Desde quizás la más antigua, denominada acupresión, que tiene como cinco mil años de antigüedad, hasta las formas de masaje desarrolladas en el siglo XX, estas técnicas ayudan con el proceso de relajación del cuerpo y pueden ciertamente ayudarle a dormir mejor cada noche. Yo siempre recomiendo a mis pacientes hacerse masajes, en especial si su condición es potenciada por el estrés.

Hasta un simple masajeador portátil puede ayudar a aliviar la tensión en los músculos, aliviando así el estrés. Hay incluso masajes que se adaptan a nuestras agitadas rutinas de "aeropuerto". La "silla de masajes" está diseñada para relajarlo con la ropa puesta mientras espera por su próximo vuelo. Hoy en día se puede hasta contratar a un profesional para que lleve su silla de masajes portátil a su oficina o negocio, o para que sus invitados la disfruten en una fiesta. Este masaje de diez o veinte minutos puede proporcionar una relajación moderada, donde sea que se administre.[9]

La técnica Bowen se denomina así en honor al

australiano Tom Bowen, quien en los años cincuenta presentó el concepto de alternar periodos de descanso con series de masajes, permitiendo así al cuerpo absorber el proceso de curación antes de continuar la sesión. Esta técnica implica manipulaciones suaves del tejido blando que son precisas y buscan crear armonía en el cuerpo, permitiéndole realizar sus propios ajustes y lograr su propia curación.[10] Este tipo de masaje puede equilibrar el sistema nervioso autónomo y aliviar el estrés significativamente. Yo constantemente les prescribo este tipo de masaje a mis pacientes.

COSECHE LOS BENEFICIOS

Aprovechar las terapias del sueño para volver a entrenar su reloj interno o para cambiar sus pensamientos negativos sobre el sueño lo beneficiará en más de un sentido. Se dará cuenta de que estas estrategias se expandirán a otros aspectos de su vida, creando una existencia libre de estrés, pacífica y equilibrada. Le recomiendo leer mis libros *La nueva cura bíblica para el estrés* y *La nueva cura bíblica para la depresión y la ansiedad* para conocer los enormes beneficios que se pueden lograr a través de estas técnicas a lo largo de la vida.

z Factores para una noche z de buen sueño

- Es tan importante recibir la luz del sol como reducir la luz cuando llegue la noche.

- Su mente tiene mucha influencia en su capacidad de dormir. Practique la terapia cognitiva conductual, la relajación muscular progresiva, la respiración abdominal, la visualización y la meditación para lograr un mejor descanso.

Capítulo 6

CAMBIOS SALUDABLES EN SU ESTILO DE VIDA QUE LE AYUDARÁN A DORMIR MEJOR

Dios no solo creó el mundo en base al principio del descanso, sino que además creó una deliciosa variedad de frutas, vegetales y muchos otros alimentos para ofrecernos una maravillosa selección de opciones nutritivas. Nuestro amoroso Padre celestial nos ha dado en abundancia todo lo que nuestro cuerpo necesita para gozar de una salud divina. Es por ello que es salmista afirmó: "¡Ya puedes, alma mía, estar tranquila, que el Señor ha sido bueno contigo!" (Sal. 116:7).

Saber utilizar la sabiduría divina para darle a nuestro cuerpo la nutrición adecuada puede ser de vital importancia para liberarnos de los trastornos del sueño y encontrar descanso para nuestro cuerpo y alma.

Veamos como la nutrición adecuada nos puede ayudar.

DESCANSE EN LO QUE COME

Lo que usted come y deja de comer afecta enormemente la calidad de su sueño, ya que el sueño y la nutrición tienen una relación estrecha. Usted no pondría agua en el tanque de gasolina de su automóvil y esperaría a que arranque, ¿verdad? Su automóvil necesita un verdadero combustible, de acuerdo con su diseño. Pues bien, Dios, el diseñador de su cuerpo ¡ha provisto el combustible perfecto para usted!

> "También les dijo: 'Yo les doy de la tierra todas las plantas que producen semilla y todos los árboles que dan fruto con semilla; todo esto les servirá de alimento. Y doy la hierba verde como alimento a todas las fieras de la tierra, a todas las aves del cielo y a todos los seres vivientes que se arrastran por la tierra'. Y así sucedió. Dios miró todo lo que había hecho, y consideró que era muy bueno".
>
> —Gn. 1:29-31.

Si su dieta contiene azúcares, grasas, almidones y sal en exceso, probablemente sufra de fatiga, incluso de fatiga crónica. Una nutrición balanceada ayuda a su cuerpo a combatir la fatiga y lo mantiene fuerte en medio de situaciones difíciles y tensas.

Lo primero, el desayuno

Cuando una persona se despierta en la mañana, los niveles de azúcar en su sangre generalmente están bajos, porque no ha consumido alimentos durante ocho a doce horas. Lo que la persona desayuna es extremadamente importante. El desayuno estadounidense típico consiste en café y una rosquilla o una dona. O puede ser un vaso de jugo con un tazón de cereal, o una panqueca, *waffle*, hojaldre o tostada. Estas comidas altas en azúcar y carbohidratos generalmente provocan hipoglicemia. ¡Eso es precisamente lo que no se debe comer!

Los productos a base de pan y harina blanca que mencioné anteriormente son alimentos que se convierten en azúcar rápidamente. El jugo contiene muchísima azúcar.

Los jugos de naranja, uva y manzana son altos en fructosa, un azúcar que contienen las frutas. Los jugos de toronja y arándanos son mejores opciones, pero aun de estos últimos yo recomiendo ingerir como máximo cuatro onzas. Es mucho mejor consumir frutas enteras. La fruta entera tiene menos probabilidades de aumentar los niveles de insulina.

Muchas personas se saltan el desayuno, toman un pequeño almuerzo, y luego una gran cena en la noche. Esto es muy común entre mis pacientes, especialmente entre mis pacientes angustiados y con sobrepeso.

Si usted se salta el desayuno, habrá ayunado (habrá estado sin ingerir alimentos) de doce a dieciséis horas para la hora del almuerzo. Probablemente su cuerpo se encuentre en un estado de hipoglicemia temporal a esa hora. Cada vez que usted hace eso, sus adrenales producen más cortisol y su deseo de consumir azúcar y carbohidratos aumenta. Para la hora de la cena, probablemente habrá experimentado varios episodios de "hipoglicemia" durante el día, ya que es probable que haya consumido aperitivos con azúcar o carbohidratos altamente procesados. Sus niveles de insulina usualmente están elevados, y se encuentra en modo de "almacenamiento de grasas".

Mientras está en ese modo de "almacenamiento de grasas", ingiere una gran cena con pan, carne, un vegetal, un almidón y un postre, y se va a la cama un par de horas después. La insulina alta le dice al cuerpo que almacene los azúcares y los carbohidratos como glicógeno en el hígado y los músculos; y los azúcares y carbohidratos restantes como grasa. Así que se despierta al día siguiente con toda esa comida sobrante "almacenada". Y el proceso se repite una y otra vez.

¿Cómo se debe comer entonces? Idealmente, la persona

debe ingerir principalmente carbohidratos con bajo índice glucémico, equilibrados con grasas saludables y proteínas orgánicas o de animales de granja. La persona debe "picar" a lo largo del día; comer tres comidas bien balanceadas; y dos o tres aperitivos pequeños y bien balanceados: uno entre el desayuno y el almuerzo, otro entre el almuerzo y la cena, y en ocasiones uno antes de dormir.

Durante años he recomendado a mis pacientes que desayunen como reyes, almuercen como príncipes y cenen como mendigos. La comida más importante del día es el desayuno. Ingerir las opciones alimenticias adecuadas y de forma equilibrada en el desayuno, así como en las demás comidas, puede ayudar enormemente en la disminución a niveles normales de la insulina y el cortisol, y contribuir así con la pérdida de peso.

Batido de proteínas del Dr. Colbert

Aquí le presento un delicioso batido de proteínas que puede disfrutar antes de dormir. No solo le ayudará a equilibrar el azúcar en la sangre, sino que también mejorará su salud en general.

- 1 ración de polvo de proteína (Proteína Life's Basic, proteína de suero de leche, o proteína de arroz, equivalente a 14-15 g de proteína).

- 1-2 cucharadas de semillas de linaza

- ¼-½ taza de fresas, frambuesas, moras o arándanos congelados, o una combinación de ellos.

- ½ banana congelada

- 1 taza de agua, leche de coco, kéfir o leche descremada orgánica.

Mezcle los ingredientes y ¡disfrute!

La proteína es importante

Una manera sencilla de calcular sus requerimientos de proteína es tomar su peso en libras y dividirlo entre dos. Esa es la cantidad de proteínas que una persona debe consumir diariamente en gramos. Por ejemplo, si una persona pesa 170 libras, necesitará 85 gramos de proteínas al día.

Los hombres generalmente necesitan no más de cuatro o cinco onzas de proteínas por comida, y las mujeres tres o cuatro onzas. Los hombres en general consumen de cinco a ocho onzas de pescado en la comida, y la mujer de cuatro a seis onzas.

Escoja la pieza de carne más magra posible, con pocas vetas o sin vetas, y recórtele toda la grasa visible. Es importante quitar la piel del pollo y eliminar cualquier grasa visible tanto en el pollo como en otras aves. Prefiera la carne blanca sobre la roja. En vez de freírla, prepare su carne a la plancha, horneada o a la parrilla. Si prepara su carne a la parrilla, evite que se carbonice demasiado ya que eso produce un químico llamado benzopireno que es cancerígeno. Le recomiendo encarecidamente no freír demasiado las comidas, porque ese tipo de grasas crea una cantidad gigantesca de radicales libres en el cuerpo. Los radicales libres son moléculas altamente reactivas que dañan las células y los tejidos. Se producen en el cuerpo y tienen un electrón sin par en su campo exterior. Si necesita freír un alimento, sofríalo ligeramente a la temperatura más baja posible, con un poquito de mantequilla orgánica o aceite de nuez de macadamia prensado al frío. El aceite de nuez de macadamia prensado al frío es mejor que el aceite de oliva para freír ya que su punto de humeo es mayor a cuatrocientos grados Fahrenheit, mientras que el punto de humeo del aceite de oliva es de solo unos doscientos grados Fahrenheit. Usted puede encontrar el aceite de nuez de macadamia prensado al frío en la mayoría de las tiendas naturistas.

También le recomiendo limitar o evitar las carnes altamente procesadas como las salchichas, la boloña, las carnes frías, el jamón, la tocineta y la mayoría de las carnes envasadas para meriendas. Estas, en líneas generales, son muy altas en sodio, grasas y casi siempre tienen nitritos y nitratos añadidos. Los nitritos y nitratos se convierten en nitrosaminas en el tracto digestivo, lo que está asociado con un mayor riesgo de cáncer.

Los carbohidratos pueden ser buenos

No todos los carbohidratos son malos. Una persona necesita suficiente cantidad de carbohidratos "buenos". Las proteínas, las grasas y los carbohidratos deben estar correctamente equilibrados. Conocer cuáles carbohidratos tienen un índice glucémico favorable es vital para prevenir la hipoglicemia y mantener la insulina y el cortisol a niveles normales.

Los carbohidratos con un alto nivel glucémico —que se convierten en azúcar rápidamente—pueden causar un aumento en la insulina, al igual que una gran cantidad de carbohidratos con índices glucémicos moderados. Es mejor consumir alimentos con índices glucémicos bajos y disminuir aquellos que tienen un nivel alto e incluso moderado.

Los carbohidratos con bajo índice glucémico incluyen la mayoría de los vegetales verdes como la lechuga, el calabacín, la espinaca, el repollo, etcétera. También incluyen frutas como moras, kiwi, manzanas Granny Smith y toronja. Los granos enteros ricos en fibra soluble también contienen un bajo índice glucémico, como por ejemplo la avena común (no instantánea), la fibra de avena y otros alimentos altos en fibra.

Los carbohidratos con un alto índice glucémico incluyen los almidones y la mayoría de los granos procesados (como panes blancos, pastas procesadas y arroz blanco), vegetales con alto nivel de almidón (como las papas y el maíz) y frutas con altos índice glucémico (como los frutos secos).

Para más información sobre este tema, lea *La nueva guía bíblica para la pérdida de peso.*

No toda la grasa es mala

Las grasas son extremadamente importantes para la buena salud. Ellas ayudan a formar las membranas de las células y a regular lo que entra y sale de las mismas. Son una parte fundamental de la mayoría de los tejidos corporales. ¡Más del sesenta por ciento del peso seco del cerebro es grasa!

Las grasas forman la vaina de mielina en las células nerviosas, la cual es similar a un aislante de cables eléctricos. La grasa es necesaria para la sinapsis o conexión entre los nervios, lo que permite que se transmita la información. La grasa forma los componentes pro y antiinflamatorios del cuerpo.

El dato más importante sobre las grasas comestibles es este: ¡No todas las grasas son iguales! Las grasas saludables incluyen el omega-3 y el omega-9.

Las grasas omega-3 suministran los elementos esenciales para los poderosos componentes antiinflamatorios del cuerpo. El ácido alfa-linolénico es una grasa omega-3 muy poderosa que se encuentra en las semillas de lino y en los vegetales de hojas verdes. La grasa omega-3 más potente es el ácido eicosapentaenóico (EPA, por sus siglas en inglés), que se encuentra en los pescados de agua fría y en los aceites de pescado (los cuales pueden ser tomados como suplementos en forma de cápsula). Esta grasa omega-3 ayuda al cuerpo en la producción de substancias supresoras de la inflamación. El consumo de aceite de pescado de alta calidad está relacionado con una reducción significativa de la inflamación en el cuerpo.[1]

Los pescados con la mayor concentración de omega-3 son la macarela, el arenque del Pacífico, el salmón rey, el salmón del Atlántico, las anchoas y la trucha de lago. El salmón silvestre contiene más grasa omega-3 que el salmón de criadero.

Las grasas monoinsaturadas, que son las grasas omega-9, no tienen efecto directo sobre la insulina o la inflamación, pero aún se consideran grasas muy saludables. Estas grasas incluyen el aceite de oliva (de preferencia extra virgen), el aguacate y el aceite de nueces (incluyendo almendra y nueces de macadamia). En lo personal me gusta el aceite de oliva extra virgen y el vinagre balsámico en el aderezo de la ensalada. Le recomiendo que use mantequilla de almendras en lugar de mantequilla de maní por el contenido de omega-9 que contiene la primera.

Use estas grasas omega-9 de forma moderada y le ayudarán a crear la mezcla correcta de combustible que bajará tanto su nivel de insulina como de cortisol.

Meriendas saludables para lograr un buen sueño

Merendar es una buena forma de lidiar con el hambre y la ansiedad de comer a lo largo del día, además de que ayuda a acelerar el metabolismo y aumenta los niveles de serotonina. Como lo discutiré más adelante en este capítulo, la serotonina es un neurotransmisor en el cerebro que promueve el sueño reparador.

La mejor clase de merienda es una "minicomida" que contenga proteínas saludables, fibra, carbohidratos o almidones de bajo índice glucémico, y un poco de grasa "de la buena". Al mezclarlos, este combustible alimenticio es digerido lentamente, haciendo que la glucosa fluya lentamente hacia el torrente sanguíneo, controlando la sensación de hambre durante horas. El control de las porciones es fundamental a la hora de preparar una merienda saludable. Seleccione la mitad de una porción de carbohidratos o almidones de bajo índice glucémico o una porción de frutas. Añada luego una o dos onzas de proteínas, y un tercio de porción de una grasa saludable. Esta minicomida no debería sobrepasar las 100 o 150 calorías en el caso de las mujeres, y de 150 a 250 calorías en el caso de los hombres. A continuación detallo algunos ejemplos de meriendas balanceadas:

Meriendas para la mañana o para la tarde

- Dos cucharadas de guacamole o aguacate con zanahoria o apio crudo.

- Dos cucharadas de hummus con zanahoria o apio crudo (de cuatro pulgadas [10 cm] de longitud).

- De diez a quince chips de lentejas horneados con guacamole, o aguacate (los chips de lentejas horneados ["Baked lentil chips"] pueden adquirirse en www.mediterraneansnackfoods.com).

- De una a dos porciones de queso ligero marca Laughing Cow, una onza de salmón ahumado o atún tongol (la carne es opcional).

- Media taza de queso cottage sin grasa, una porción de frutas de bajo índice glucémico (fresa, arándanos, frambuesas, etcétera; o manzanas Granny Smith), y de cinco a diez frutos secos.

- Una ensalada pequeña con una o dos onzas de pavo rebanado y dos cucharadas de aguacate. Use un aderezo para la ensalada, o una cucharada de aceite de oliva extravírgen mezclado con dos o tres cucharadas de vinagre (la carne es opcional).

- Una tazón de caldo de vegetales, lentejas, o sopa de frijoles con una o dos onzas de pollo horneado.

- Una merengada de proteína en polvo de origen vegetal (una o dos cucharadas) mezclado con una porción de dos a cuatro onzas de fresas, arándanos, frambuesas, etcétera, congelados; y ocho onzas de leche de coco ligera, de leche de almendra, o de kéfir de coco (opcional: diluya la leche de coco, la leche de almendra o el kéfir, reduciéndola a cuatro onzas y combinándola con cuatro onzas de agua filtrada o agua mineral).

Meriendas para la noche

- Una bebida de proteínas.
- Un envuelto de lechuga.
- Una ensalada con o sin carne magra (puede usar un aderezo o una mezcla de una parte de aceite oliva extravírgen mezclado con dos o tres partes de vinagre).

> • Una sopa de vegetales, lentejas o frijoles, con o sin carne magra.
>
> No olvide tomar con su merienda dos o tres cápsulas de fibra PGX con un vaso de agua (de dieciséis onzas). Puede añadir la cantidad que desee de vegetales sin almidón.

COMPLEMENTE SU ALIMENTACIÓN

Para comenzar un programa de suplementos, yo recomiendo encarecidamente un multivitamínico general y un suplemento multimineral que contenga niveles apropiados de vitaminas B, magnesio y trazas minerales. Esto le proporcionará un complemento nutricional óptimo que le ayudará a dormir bien.

Algunas hierbas especiales y otros suplementos son especialmente efectivos para ayudar a dormir. Sin embargo, usted se dará cuenta de que ingerir suplementos con magnesio, melatonina, ciertos aminoácidos, hierbas, hormonas o té antes de dormir resulta muy efectivo. Además, estos tés y suplementos no son adictivos, en contraste con muchos medicamentos para el sueño. Las hierbas y los suplementos para dormir se usan normalmente durante poco tiempo, a menos que la persona sufra de ansiedad, depresión, deficiencia de melatonina o de ciertos neurotransmisores tranquilizantes.

Examinemos algunos de estos útiles suplementos.

Melatonina

La melatonina es una hormona producida por una pequeña glándula llamada glándula pineal, que se encuentra en el cerebro. La melatonina ayuda a regular el ciclo del sueño, o ritmo circadiano. Usualmente, la melatonina comienza a aumentar en la tarde, permanece en niveles altos toda la noche y disminuye en la mañana. La producción de melatonina se regula con la luz. Cuando la persona envejece, los niveles de melatonina declinan. Los adultos mayores normalmente producen muy poca cantidad de melatonina, o ninguna. Estudios sugieren que la melatonina induce el sueño sin suprimir el sueño REM ni la etapa de los sueños, mientras que la mayoría de los medicamentos para el sueño suprimen el sueño REM.[2]

La melatonina funciona mejor si los niveles de melatonina del paciente son bajos. Los niños generalmente tienen niveles normales de melatonina, y por ende los suplementos con melatonina en niños normalmente no funcionan; sin embargo, en adultos, especialmente de edad avanzada, la melatonina puede funcionar muy bien para el tratamiento del insomnio y es excelente para tratar el *jet lag*. También es muy efectiva para la gente que trabaja en el turno de la noche.

El principal efecto secundario de la melatonina es la somnolencia, lo cual es bueno; sin embargo, otros efectos secundarios potenciales incluyen: sueños vívidos, mal humor en las mañanas y dolores de cabeza. La dosis recomendada de melatonina es de uno a seis miligramos antes de dormir. Yo recomiendo una tableta de melatonina, ya que se disuelve en la boca y al parecer funciona mejor en algunos pacientes. Comienzo dándoles a mis pacientes una dosis más baja y la aumento gradualmente hasta que el paciente duerma bien. También combino la melatonina con otras ayudas naturales del sueño de las cuales hablaré en breve. Recuerde, la melatonina al igual que otras ayudas del sueño, funciona mejor cuando se practica una buena higiene del sueño.

Suplementos glandulares adrenales

DR. COLBERT APROBADO

La terapia glandular ha sido utilizada durante miles de años, desde el antiguo Egipto. En nuestros días, productos como Armour Thyroid son aún muy populares en el tratamiento de los pacientes con hipotiroidismo (baja función de la tiroides). Los suplementos adrenales glandulares contienen protomorfógenos o extractos de tejidos de las glándulas adrenales de cerdos o ganado. Estos suplementos se ingieren oralmente y estimulan el funcionamiento de las adrenales humanas. Las sustancias glandulares en cerdos y ganado tienen una "combinación adrenal" muy parecida a la de las glándulas adrenales humanas. Algunos especialistas en medicina natural han utilizado suplementos adrenales con sus pacientes durante décadas y reportan resultados muy positivos.

L-triptófano y 5-HTP (5-hidroxitriptófano)

Yo muchas veces les receto melatonina y aminoácido L-triptófano o 5-HTP a mis pacientes que sufren de insomnio. El L-triptófano mejora la regularidad del sueño y aumenta la fase cuatro del mismo (la etapa restauradora). También se ha demostrado que mejora la apnea obstructiva del sueño en muchos pacientes, y no afecta el desempeño cognitivo.

Tanto el L-triptófano como su metabolito 5-HTP se usan para aumentar los niveles de serotonina en el cerebro. La serotonina es un neurotransmisor cerebral que ayuda a tener un sueño reparador, así como también a estimular el bienestar y la saciedad.

Cuando los niveles de serotonina en el cerebro son bajos, somos más propensos a sufrir de insomnio. Los niveles de serotonina también aumentan por la ingesta de carbohidratos. Cuando se ingieren carbohidratos con L-triptófano o 5-HTP, el alto nivel de insulina aumenta la salida de otros aminoácidos que compiten con el triptófano y el 5-HTP en el transporte al cerebro. Los carbohidratos también tienden a incrementar los efectos sedantes del triptófano y el 5-HTP.

Yo recomiendo vitamina B6, niacina y magnesio, que sirven de coadyuvantes en la conversión del L-triptófano y el 5-HTP en serotonina. Normalmente recomiendo tomar de mil a dos mil miligramos de L-triptófano o de cien a trescientos miligramos de 5-HTP antes de dormir. Además recomiendo un multivitamínico general que contenga cantidades adecuadas de vitamina B6, niacina y magnesio, las cuales ayudan a convertir el L-triptófano y el 5-HTP en serotonina. También hago que mis pacientes ingieran el L-triptófano y el 5-HTP con una comida alta en carbohidratos y baja en proteínas.

L-teanina y GABA

He descubierto que la mayoría de los pacientes con insomnio están bajo un estrés excesivo y pueden estar sufriendo de ansiedad y depresión. El estrés excesivo, la ansiedad y la depresión generalmente se asocian con altos niveles de cortisol, especialmente en la noche. Los niveles altos de hormonas del estrés, especialmente de cortisol, afectan con el tiempo la química del cerebro, ocasionando desequilibrios en neurotransmisores como la serotonina, la dopamina, la norepinefrina y el GABA, al igual que otros químicos del cerebro.

Sin embargo, el aminoácido L-teanina cruza la barrera de la sangre cerebral y puede suprimir las hormonas del estrés, incluyendo el cortisol. La L-teanina es uno de los químicos naturales que se encuentran en el té verde, el cual ayuda a disminuir el estrés y la ansiedad. También ayuda al cuerpo a producir otros neurotransmisores tranquilizantes, como el GABA, la serotonina y la dopamina. En Japón, normalmente se añade L-teanina a los refrescos y a la goma de mascar para brindar un efecto relajante y reconfortante.[3]

He descubierto que la L-teanina funciona mejor con el aminoácido GABA. El GABA también es un neurotransmisor tranquilizante que se encuentra en el cerebro y tiene un efecto relajante en el sistema nervioso. Los suplementos de L-teanina y GABA ingeridos con vitamina B6, con frecuencia ayudan a calmar la mente y disminuir los niveles de hormonas del estrés, ayudando a dormir mejor. Normalmente recomiendo de doscientos a cuatrocientos miligramos de L-teanina con quinientos a mil miligramos de GABA antes de dormir, tomados con un multivitamínico general que contenga vitamina B6. Esta combinación también se puede tomar con melatonina y 5-HTP o L-triptófano. Para más información sobre GABA, vea *La nueva cura bíblica para la depresión y la ansiedad.*

Magnesio

Ya sabemos que se necesitan cantidades adecuadas de magnesio para ayudar a convertir el L-triptófano y el 5-HTP en serotonina. También debe saber que existe una relación estrecha entre la arquitectura del sueño normal y el magnesio. El neurotransmisor estimulante glutamato afecta la arquitectura del sueño normal, ocasionando insomnio, mientras que el neurotransmisor inhibidor GABA mejora la arquitectura del sueño. El magnesio es un mineral que ayuda a disminuir la actividad del glutamato en el cerebro, mientras que a la vez incrementa la actividad GABA. Esto ayuda a mejorar el sueño. Por ende, el magnesio puede ayudar a muchos pacientes con problemas de insomnio.

Yo recomiendo polvo de magnesio Natural Calm a mis pacientes con insomnio. Tomar una cucharadita y media de Natural Calm en cuatro onzas de agua caliente como un té antes de dormir proporciona 307 miligramos de magnesio y ayuda a muchos de mis pacientes a quedarse dormidos.

Otros tés para tratar el insomnio

Durante siglos, la camomila ha sido usada para tratar el insomnio. El té de camomila es un relajante muscular suave con propiedades sedantes leves, que también puede ayudar a aliviar el estrés, la ansiedad y la depresión. Normalmente ayuda a estimular un sueño profundo, así como sensaciones de relajación y tranquilidad. Los ingredientes activos son aceites volátiles que se encuentran en las flores de camomila.

La infusión Sleepytime mezcla camomila floral egipcia con menta fresca del noreste del Pacífico y citronela guatemalteca. Otro té llamado Tilo, también denominado té de flores de tilo, tiene propiedades relajantes que ayudan a aliviar el estrés y la ansiedad. Al escoger las infusiones, seleccione las orgánicas. Muchos de mis pacientes utilizan este tipo de ayudas para dormir y han descubierto que son muy útiles para tratar el insomnio. Pero le advierto algo: si usted es alérgico a las ambrosías deben evitar la camomila y el té Sleepytime.

Infusiones que lo ayudarán a dormir

Si tiene problemas para dormir, tome una taza de té Celestial Seasonings Sleepytime Extra Wellness o té Yogi Bedtime, una o dos horas antes de dormir. Estas son infusiones herbales naturales sin cafeína. El té Sleepytime contiene camomila, tilia estella y veinticinco miligramos de valeriana. El té Yogi Bedtime contiene hojas de escutelaria orgánica. No suministre este té a niños. Si se encuentra embarazada, amamantando o bajo tratamiento, consulte con su médico antes de consumir estas infusiones.

Raíz de valeriana

La raíz de valeriana es otra hierba que se ha utilizado durante muchos años para tratar el insomnio, ya que ayuda a calmar la mente. Se cree que la valeriana incrementa los niveles de GABA en el cerebro. Debido a sus propiedades sedantes, la valeriana ayuda a dormir y mejora la calidad del sueño. Toma dos o tres semanas apreciar sus efectos. La raíz de valeriana se puede tomar en píldoras o té, sin embargo, el té tiene un sabor muy desagradable. Si escoge cualquier suplemento herbal, incluyendo la valeriana, asegúrese de que sea orgánico.

A diferencia de los medicamentos, no se ha establecido una dosis específica para la raíz de valeriana. Para tratar el insomnio, a veces se recomienda una dosis de raíz de valeriana de trescientos a novecientos miligramos al día. Es mejor tomarla de treinta minutos a dos horas antes de dormir.

Corteza de magnolia y adaptógenos

La corteza de magnolia, magnolia officinalis, una medicina tradicional china, se ha utilizado durante miles de años para incrementar la energía, disminuir la tensión emocional, ayudar con problemas digestivos, diarrea y más. Se han realizado numerosos estudios sobre la magnolia debido a sus propiedades sedantes y de relajación muscular. La magnolia ayuda en particular a pacientes que están bajo un gran estrés o a aquellos que sufren de ansiedad.

Los adaptógenos son sustancias que ayudan al cuerpo a adaptarse al estrés equilibrando la respuesta de las glándulas adrenales a este. Entre los adaptógenos están la rhodiola, la ashwagandha, el ginseng y muchos más. Siendo el estrés una de las razones principales del insomnio, suministrar adaptógenos en la tarde puede ser eficaz para calmar el cuerpo y la mente. Para más información sobre los adaptógenos, vea mi libro *La nueva cura bíblica para el estrés*.

Progesterona

Diversos estudios han demostrado que más de la mitad de las mujeres en etapa perimenopáusica o postmenopáusica reportan problemas para dormirse o para permanecer dormidas.[4] Esto se debe normalmente a niveles fluctuantes o bajos de estrógeno y progesterona. También sabemos que las mujeres que experimentan calorones y sudores nocturnos tienen una peor calidad de sueño. La terapia de hormonas bioidénticas es uno de los métodos más sencillos y más profundos para mejorar el sueño en mujeres que se encuentran en etapa perimenopáusica o postmenopáusica.

El estrógeno tiene un efecto estimulante en el cerebro, mientras que la progesterona tiene un efecto relajante. Las mujeres con mayor cantidad de estrógeno—lo que es común antes de la menopausia—usualmente duermen con dificultad; por ende, el remplazo de progesterona mejora el sueño radicalmente. Los investigadores han demostrado que la progesterona tiene un efecto antiestrés, ya que estimula los receptores GABA en el cerebro.[5] Esto a su vez ayuda a relajarse y a dormir. El GABA también ayuda a equilibrar los estimulantes e inhibidores. Estudios has descubierto que la progesterona produce un patrón de onda cerebral similar al de los tranquilizantes.[6]

Yo suelo verificar los niveles hormonales de las mujeres que sufren de insomnio y casi siempre descubro niveles bajos de progesterona. Verifico la progesterona en suero el día veintiuno de su ciclo menstrual. Luego les receto cien miligramos de progesterona bioidéntica (no sintética) antes de dormir. La progesterona también se debe equilibrar con estrógeno bioidéntico. Para contactar un médico con conocimientos de reemplazo de hormonas bioidénticas, visite la página www.worldhealth.net.

Me gustaría recalcar que los suplementos y las medicinas naturales siempre se deben utilizar durante períodos cortos, a menos que usted sufra de ansiedad o depresión, o si es mayor de cincuenta años y tiene deficiencia de melatonina.

SUPLEMENTOS PARA LOS TRASTORNOS DEL SUEÑO

Como existen tantos trastornos del sueño, veamos qué hay más allá del insomnio y revisemos algunos suplementos que alivian los trastornos del sueño menos comunes.

Síndrome de las piernas inquietas

Si sufre de síndrome de las piernas inquietas, pídale a su doctor que verifique si su cuerpo tiene bajo nivel de hierro. Un examen llamado examen de sangre de los niveles de ferritina puede medir el hierro almacenado en su cuerpo. Si su nivel de ferritina es bajo, un suplemento de hierro puede aliviar el síndrome de las piernas inquietas.

El ejercicio habitual aeróbico, masajes en las piernas y baños tibios con sales de Epsom (de una a cuatro tazas en el agua de la bañera), pueden ayudar a aliviar los síntomas. También un suplemento de magnesio antes de dormir puede ser útil. Vea la dosis recomendada de magnesio más adelante.

Trastorno del movimiento periódico de las extremidades

El trastorno del movimiento periódico de las extremidades es otro trastorno de movimiento asociado con el insomnio. Este trastorno involuntario con frecuencia causa que el paciente experimente sacudidas repetitivas en las piernas que duran entre uno y treinta segundos. Estas sacudidas pueden despertar a la persona que duerme o a su compañero(a). Quienes sufren de este trastorno, suelen sentirse adormilados durante el día.

Los siguientes suplementos pueden ser de ayuda:

- Cuatrocientos miligramos de magnesio en forma de citrato de magnesio, aspartato de magnesio o glicinato de magnesio, O BIEN

- Una o dos cucharaditas de Natural Calm diluidas en cuatro onzas de agua caliente antes de dormir.

- También puede ayudar tomar un baño caliente y añadir de una a cuatro tazas de sal de Epsom al agua.

Ejercítese para descansar mejor

La mayoría de la gente se ejercita para mejorar su cuerpo, específicamente para estar más esbeltos y fuertes. Pero la verdad es que el ejercicio también es bueno para la mente y las emociones.

Los beneficios del ejercicio son inconmensurables. No solo a nivel "externo" en cuanto a flexibilidad, apariencia y fuerza, sino también a nivel "interno", a nivel celular. Existen varios tipos de ejercicios que se relacionan directamente con la reducción del estrés que pueden ayudar a preparar su mente y su cuerpo para dormir bien en la noche.

Quienes ejercitan de forma habitual también pasan una mayor cantidad de tiempo en las fases tres y cuatro del sueño, que son las fases más restauradoras y reparadoras. Al pasar más tiempo en las etapas tres y cuatro del sueño, usted se levantará más renovado y tendrá mucha más energía a lo largo del día. Sin embargo, no se ejercite de tres a cuatro horas antes de dormir, ya que eso podría ocasionarle insomnio.

Ejercicios aeróbicos

Hacer ejercicios aeróbicos es una de las mejores formas de optimizar la calidad de su sueño. Estos ejercicios le ayudarán a quedarse dormido más rápido y a dormir más tiempo. *Aeróbico* literalmente significa "en presencia de aire". Los ejercicios aeróbicos incrementan la capacidad del cuerpo de transportar oxígeno. Los músculos y el sistema cardiovascular se vuelven más fuertes y más eficientes cuando se realizan ejercicios aeróbicos habitualmente.

Los ejercicios aeróbicos son aquellos que ejercitan grandes grupos musculares del cuerpo con movimientos repetitivos durante un período de tiempo sostenido. Entre ellos se encuentran la caminata rápida, trotar, correr, montar en bicicleta, nadar, remar, bailar, subir y bajar escaleras, patinar, y esquiar. Los deportes activos como el tenis, el raquetbol y el baloncesto, también producen efectos aeróbicos.

Numerosos estudios han demostrado que los ejercicios aeróbicos aumentan la liberación de endorfinas y norepinefrina en el cerebro. Las endorfinas son sustancias parecidas a las hormonas que elevan el estado de ánimo de la persona y le brindan una sensación de bienestar. En este sentido, los ejercicios aeróbicos tienen un efecto antidepresivo. Seguramente alguna vez ha escuchado hablar de algo que se llama "la euforia del corredor". Aquellos que se ejercitan vigorosamente y de forma habitual con frecuencia experimentan euforia al ejercitarse. La euforia la produce la liberación de sus propias endorfinas.

El ejercicio aeróbico moderado reduce los niveles de cortisol, pero un ejercicio aeróbico demasiado intenso o prolongado, puede aumentarlos. Sin embargo, muy poca gente necesita preocuparse de que se está ejercitando demasiado o durante mucho tiempo. La gran mayoría de las personas no hace suficiente ejercicio aeróbico.

Los beneficios más grandes del ejercicio aeróbico se obtienen cuando la persona se ejercita a primeras horas de la mañana. Esto es particularmente válido cuando se está tratando de perder peso. Pero la hora en que la persona ejercita es menos importante que la frecuencia y la duración de esos ejercicios: solo asegúrese de realizarlos de tres a cuatro horas antes de ir a la cama. La recomendación es realizar ejercicios aeróbicos de tres a cuatro veces a la semana durante un período de veinte a treinta minutos.

Encuentre la zona de su ritmo cardíaco

DR. COLBERT APROBADO

Yo solía recomendar a mis pacientes que compraran un monitor de ritmo cardíaco o calcularan la zona del ritmo cardíaco a través de una fórmula que yo les suministraba, pero en nuestros días los equipos modernos para ejercitarse tienen incluida una función para calcular el ritmo cardíaco. Si usted no tiene acceso a este tipo de equipos, tengo una solución muy sencilla. Para calcular la zona de su ritmo cardíaco, simplemente camine a un ritmo tan rápido que no pueda cantar, pero lo suficientemente lento como para poder hablar. Si camina tan rápido que no puede mantener una conversación, baje el ritmo. Pero si está caminando tan lento que es capaz de cantar, acelere.

También puede conseguir un compañero de ejercicios que esté en igual forma que usted. Yo he visto parejas caminando en mi vecindario, y el hombre está mucho más adelantado que la mujer. La pobre mujer resopla y jadea, tratando de alcanzar a su marido. Esto le añadirá más estrés a su vida porque el ejercicio debe ser algo que se disfrute y no una obligación.

Añada estiramiento y resistencia

Es importante añadir tanto ejercicios de estiramiento como de resistencia (también llamados entrenamiento con pesas), a su ejercicio aeróbico. Los ejercicios de estiramiento ayudan a aliviar la tensión y aflojan los músculos apretados. El estiramiento promueve la flexibilidad y ayuda a evitar lesiones. También ayuda a reducir los síntomas de la artritis. Los estiramientos son sencillos de realizar, pero deben estar acompañados de las técnicas respiratorias adecuadas.

Es mejor estirar los músculos después de que estén calientes, es decir, después de haber hecho un poco de ejercicio aeróbico. Ejercitar un músculo frío es como estirar una banda elástica que ha estado en el refrigerador. Una manera óptima de reducir las lesiones musculoesqueléticas es caminar diez minutos a ritmo moderado, detenerse para hacer una serie de ejercicios de estiramiento durante quince minutos y luego continuar caminando a paso vigoroso durante veinte minutos. Permita que sus músculos tengan un período de enfriamiento con otros cinco minutos de caminata suave.

Nunca estire un músculo hasta el punto en que pueda sentir dolor prolongado. Al primer indicio de dolor, regrese a un "punto de estiramiento" en el cual no sienta dolor.

Los ejercicios de resistencia también son muy importantes para conservar la masa muscular y prevenir la osteoporosis. Podría serle muy útil inscribirse en un gimnasio, ir de manera habitual y trabajar con un entrenador personal certificado que pueda ayudarlo a fijar las pesas y desarrollar un programa que se adapte a sus necesidades.

Formas alternas de ejercitarse

Otras formas de ejercitarse han demostrado tener excelentes resultados en la reducción del estrés y el mejoramiento de la salud en general. Aunque como creyente no comulgo con las religiones que se practican en oriente, sí creo, sin embargo, que algunas de las formas de ejercitarse que ellos han introducido en el mundo occidental son altamente beneficiosas. Si la gente supiera cuan útiles pueden ser estos ejercicios para tratar el estrés y otros problemas de salud, no serían tan proclives a etiquetarlos como un tema tabú. Pero podemos realizar los ejercicios y practicar las técnicas respiratorias sin profesar la religión.

El yoga

El yoga es una forma de ejercicio que combina el estiramiento y la respiración para relajar el cuerpo.

Hay varios tipos de yoga. El yoga hatha es el tipo de yoga más popular en los Estados Unidos. Más de dieciocho millones de estadounidense lo practican actualmente, en comparación con solo seis millones hace apenas una década.[7]

El yoga tienen más de cinco mil años de antigüedad y es una práctica oriental que en un principio se diseñó para llevar el cuerpo, la mente y el alma a un estado de armonía. Fue y es considerado una forma alterna de actividad física. El yoga es de "bajo impacto", y el yoga hatha se concentra en estas tres actividades: respiración controlada, postura y meditación. La respiración lenta promueve la relajación, y las diferentes "posturas" de yoga promueven la flexibilidad al estirar el cuerpo suavemente en diferentes posiciones.

La diferencia entre el yoga y la mayoría de las otras formas de ejercicio es que en el yoga no tiene importancia el número de repeticiones que se hagan o lo bien que se realizan los ejercicios. El yoga, por el contrario, centra la atención de la persona en cuan bien se estructura el cuerpo y en cómo mover el cuerpo sin agravar una lesión o causar dolor. Enseña a respirar de forma apropiada y a integrar la respiración con las posiciones corporales. Una persona no presiona u obliga a su cuerpo cuando practica yoga, sino que estira diferentes músculos suavemente. Con la práctica, el yoga puede mejorar la fuerza, la flexibilidad y la resistencia, y ayudar a reducir el estrés. Un estudio reciente publicado en el *Journal of the American Medical Association* afirma que la práctica diaria de yoga puede reducir el dolor asociado con el síndrome del túnel carpiano.[8]

El taichí

El taichí es un arte marcial antiguo original de China que involucra movimientos lentos, suaves y fluidos. Como arte marcial, el taichí ha sido practicado durante miles de años.

El taichí enfatiza la respiración diafragmática o abdominal. Las investigaciones han demostrado que el taichí mejora la masa muscular, el tono, la flexibilidad, la fuerza, la estamina, el equilibrio, la coordinación, la postura y el bienestar. También puede brindar beneficios cardiovasculares similares a los del ejercicio aeróbico moderno.

Uno de los efectos más beneficiosos del taichí es su capacidad de reducir el estrés. Un estudio demostró que la práctica regular de taichí aumenta la eliminación de noradrenalina en la orina, así como la disminución de la concentración de cortisol en la saliva. Estos dos efectos están directamente relacionados con la disminución del estrés. Los individuos reportaron menos tensión, depresión, ira, fatiga, confusión y ansiedad, y mayor vigor.[9]

El taichí se practica lentamente con movimientos suaves, elegantes y de baja intensidad, que se acompañan con respiración abdominal rítmica. Una sesión típica de ejercicios sería una serie de movimientos o posturas suaves, combinada con una "coreografía" secuencial de varios tipos. Estos movimientos se denominan "formas", y cada forma tiene entre veinte y cien movimientos. El ejercicio requiere hasta veinte minutos para completar una forma básica. El taichí se basa totalmente en la técnica, y no en el poder o la fuerza.

El taichí reduce las hormonas del estrés, la tensión, aumenta la energía y ayuda a aclarar la mente. Puede ser practicado por personas de cualquier edad e individuos que sufran un amplio rango de enfermedades crónicas. Los efectos tranquilizantes del taichí cambian las frecuencias cerebrales de "beta", que es el patrón normal cuando estamos en estado de alerta, a "alfa", que está asociado con una mayor capacidad de aprender y recordar. El taichí calma la mente, estimula la flexibilidad y tonifica el cuerpo, incluyendo el sistema cardiovascular, todo a la vez. El taichí, como el yoga, incluye la meditación. Sin embargo, yo animo a mis pacientes a practicar el ejercicio y meditar solo en la palabra de Dios.

Mezcle todo

Logre un buen equilibrio de ejercicios que se adapte a su aptitud física, a sus patrones de sueño, a su estado nutricional, a su peso, a su nivel de estrés y a su horario de trabajo. Personalícelo, ¡y diviértase! La práctica de diferentes ejercicios puede ayudarlo a mantenerse motivado.

Yo recomiendo a mis pacientes realizar ejercicios al menos cada dos días y anotar su sesión de ejercicios en su agenda, tal y como lo harían con una cita médica o con su asesor comercial. También les recomiendo que consigan un "compañero de entrenamiento", a quien deberán responder por el correcto cumplimiento del programa de ejercicios. Los días en los cuales usted se encuentre exhausto o demasiado preocupado, o después de las noches en las cuales no haya dormido bien, no se obligue a ejercitarse. Escuche a su cuerpo y aprenda cuándo debe ejercitarse y cuándo debe descansar.

Tenga en mente, sin embargo, que seguir un programa de ejercicios que incluya una cantidad equilibrada de estiramiento, resistencia y ejercicios aeróbicos le ayudará a reducir el estrés mucho más que no realizar ningún ejercicio en absoluto.

Incluso la gente con fatiga severa se beneficia del ejercicio leve, como el estiramiento y la caminata.

Es cuestión de sabiduría

La promesa de vivir sabiamente incluye disfrutar de los beneficios del sueño renovador y restaurador. Andar agotado por la vida y dar vueltas despierto en la cama en la noche no es sano, ni sabio.

Pero el conocimiento y la sabiduría no están fuera de nuestro alcance. De hecho, la Biblia dice que la sabiduría está en todas partes, solo necesitamos abrir los oídos y escucharla. La Palabra de Dios dice: "Clama la sabiduría en las calles; en los lugares públicos levanta su voz. Clama en las esquinas de calles transitadas; a la entrada de la ciudad [...]. Respondan a mis represiones, y yo les abriré mi corazón" (Pr. 1:20-21, 23).

¿Por qué no pedirle simplemente a Dios que le dé un corazón sabio y comprensivo?

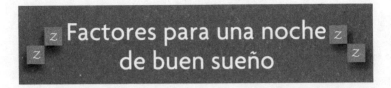

Factores para una noche de buen sueño

- Un estilo de vida saludable que promueva el descanso incluye buenos hábitos alimenticios, nutrición y ejercicio.

- Sin duda el desayuno es la comida más importante del día.

- Los suplementos naturales para ayudar a dormir son mucho mejores que las medicinas para dormir, con o sin prescripción médica. Escoja la melatonina, L-triptófano, 5-HTP, L-teanina, GABA, magnesio y tés Sleepytime en vez de drogas prescritas para dormir.

Capítulo 7

LLEVARSE EL ESTRÉS, LA ANSIEDAD, EL MIEDO Y LA PREOCUPACIÓN A LA CAMA

EN MI EXPERIENCIA de más de veinticinco años como médico practicante, he presenciado un aumento alarmante de la depresión y la ansiedad en mis pacientes. Las estadísticas sobre trastornos de la salud mental en Estados Unidos son totalmente asombrosas. Se estima que en un año, el veintiséis por ciento de los estadounidenses adultos—aproximadamente una de cada cuatro personas—sufrirá algún trastorno mental diagnosticable.[1] Esta cifra se traduce en casi cincuenta y ocho millones de personas.[2]

Los estadounidenses en líneas generales presentan niveles altísimos de estrés, y esos niveles siguen en aumento. Los periódicos y las cadenas de noticias de veinticuatro horas transmiten constantemente noticias sobre amenazas de guerra y terrorismo que provocan depresión y ansiedad en la gente.

Y lo que los estadounidenses experimentan de primera mano es aún más preocupante que lo que ven en las noticias. Debido al estado actual de la economía, muchos han perdido sus empleos, han perdido sus viviendas por ejecución de hipoteca, o han perdido grandes sumas de sus ahorros en el mercado de valores. Los que aún tienen trabajo, trabajan más y durante más horas en los mismos empleos, algunos con menos paga y con menos beneficios laborales.

También existe el estrés familiar: no tener suficientes horas en el día para hacer todo. Hay muchas familias rotas por causa del divorcio o reconstruidas en nuevos matrimonios, lo que crea mucho más estrés. Muchos adolescentes son rebeldes o abusan de las drogas. Incluso los niños se preocupan por cosas de las que nunca deberían preocuparse, como la violencia entre pandillas, las balaceras en las escuelas, y el rapto de menores.

Situaciones como estas pueden ocasionar que hasta el más optimista de nosotros se sienta preocupado, ansioso, atemorizado o un poco decaído.

CÓMO ELIMINAR LA PREOCUPACIÓN

A diario me topo con pacientes que llegan a mi oficina y me dice que están preocupados por una gran variedad de asuntos:

- "Me temo que voy a perder mi empleo".

- "Me preocupa que pueda tener cáncer".

- "Me preocupa que pueda sufrir enfermedades cardíacas o la enfermedad de Alzheimer".

- "Estoy preocupado por mis hijos".

- "Me preocupa llegar a perder el cabello".

- "Me preocupa que mi esposa pueda tener un amante".

- "Me preocupa no ser capaz de pagar mis cuentas".

¡La lista de las cosas por las que la gente se preocupa a veces parece interminable! Parece que somos una nación de gente preocupada.

No estoy hablando de los trastornos de ansiedad que han sido diagnosticados a aproximadamente diecinueve millones de estadounidenses. Estos incluyen: trastorno de ansiedad generalizada, trastorno de estrés postraumático, trastorno obsesivo-compulsivo, trastorno de pánico, y muchos tipos de fobias. Hablo de los diez millones de individuos que sufren de ansiedad leve, que aún no alcanzan el nivel de un trastorno. Ellos han desarrollado el hábito de preocuparse.

Que la persona sea un "manojo de nervios" no quiere decir que tenga una enfermedad mental, sino que la preocupación se ha convertido en un hábito para ella. El hábito puede provocar un desequilibrio de los neurotransmisores en el cerebro, y en ese sentido, la preocupación sí puede degenerar en enfermedad mental. Las personas que se preocupan en la mayoría de los casos no necesitan medicamentos. ¡Solo necesitan cambiar sus hábitos mentales!

La preocupación y la ansiedad no son saludables

A la ansiedad frecuentemente se le denomina "el resfriado común de la salud mental". Preocupación y ansiedad son prácticamente términos intercambiables. De hecho, un diccionario define preocupación como "sentirse ansioso". El mismo diccionario define ansiedad como "una inquietud que causa preocupación".

Tanto la ansiedad como la preocupación son desagradable racimos internos de pensamientos "nerviosos" o inquietos, y sentimientos de que algo malo puede ocurrir o pudo haber ocurrido. La preocupación y la ansiedad tienden a estar asociados con las cosas en las que pensamos, que imaginamos o que percibimos. La preocupación y la ansiedad pueden sentirse durante períodos de tiempo cortos o largos, y pueden convertirse en un estado mental. ¡Algunas personas se preocupan por todo!

Se denomina "ataque de ansiedad" o "ataque de pánico" a un episodio de preocupación o ansiedad intensa en el que el ritmo cardíaco aumenta y la persona puede hiperventilarse, sudar o temblar, sentirse débil, o presentar malestar estomacal o intestinal.

USTED NECESITA REPROGRAMARSE

La mayoría de los patrones de pensamiento que usted tiene los aprendió de sus padres u otras figuras de autoridad. Al nacer, su mente era como una computadora nueva de paquete, con un sistema operativo sin usarse. Su pensamiento "enciende" su computadora y lanza el "sistema operativo" que controla su vida. Sus padres o quienes lo criaron fueron los programadores principales de ese sistema operativo. Si sus padres lo programaron con alabanzas, alegría, gratitud, amor y gozo, es probable que usted viva la vida en base a esas actitudes y expectativas.

Pero si lo programaron con preocupación, usted será propenso a preocuparse; si lo programaron con miedo, su reacción automática será el miedo; si lo programaron para esperar lo peor, usted esperará lo peor. Sus padres pueden haber programado limitaciones en sus patrones de pensamiento, diciéndole que usted nunca sería suficientemente inteligente, que nunca lo lograría, que nunca tendría éxito, o que no era lo suficientemente talentoso.

Mi intención no es que comience a culpar a sus padres. Después de todo, los patrones de pensamiento de sus padres seguramente fueron programados por sus propios padres, quienes a su vez fueron programados por sus padres, y así sucesivamente. Mi objetivo simplemente es ayudarlo a entender dónde se iniciaron sus patrones de pensamiento.

En realidad, todo comenzó cuando Adán y Eva desobedecieron a Dios en el Jardín del Edén. Ellos permitieron que el virus del pecado infectara el *hardware* de la humanidad, y desde ese momento en adelante, cada corazón y mente ha estado infectado. Hemos sido programados con pensamientos depravados, negatividad, desesperanza, ira e inseguridad.

Cuando el cristiano nace de nuevo, recibe el perdón de Dios por sus pecados y lo invita a entrar a su corazón, pero muchos cristianos jamás terminan de borrar el programa malo de su mente, a pesar de que el virus del pecado ha sido eliminado. Necesitamos aprender a identificar los pensamientos, sentimientos y creencias distorsionados y remplazarlos con la Palabra de Dios hasta que los pensamientos y creencias de Dios aparezcan automáticamente en nuestros corazones y mentes.

REPROGRAME SUS PENSAMIENTOS DISTORSIONADOS

Retomemos un momento la ilustración del virus en la computadora. ¿Qué ocurre cuando un virus ataca incluso a la mejor computadora y contamina su sistema? Primero, ciertas características de la computadora no funcionan bien y la computadora pierde velocidad. Con el paso del tiempo se congela y finalmente podría no funcionar más.

Lo mismo ocurre con su mente. Los virus del pecado infectan su vida y contaminan su sistema con amargura, indisposición para perdonar, resentimiento, odio, celos, ira, rabia, etcétera. Si deja que el pecado se expanda por su sistema, puede afectar su habilidad de funcionar bien, como le ocurre a la computadora. Al poco tiempo no solo se verá afectada su salud mental y emocional, sino también su salud física, conduciéndolo a la depresión y la ansiedad, y convirtiéndolo en blanco de todo tipo de enfermedades.

La buena noticia es que existen solo diez creencias distorsionadas importantes que necesitan ser reprogramadas. Veamos cuales son.

1. O es todo o es nada

Para estas personas no hay medios matices. Todo lo que esté por debajo de su idea de "perfección" no vale la pena.

Marty pensaba así. Estaba en el último año de secundaria y le habían asignado un ensayo final. Durante dos meses trabajó en su ensayo todas las noches, incluso los fines de semana. Cuando lo terminó, Marty no se sentía lista para entregarlo. Tenía miedo de sacar una F por no entregarlo, así que muy insegura entregó el trabajo que había hecho. Sacó A-, pero como ella se exigía perfección, le pareció que A- era una calificación totalmente inaceptable. Pero pudo haber obtenido una F.

Una persona con pensamientos saludables reconocería que, aun en las mejores circunstancias, nada ni nadie es perfecto.

2. Generalizar en exceso

Los que generalizan en exceso piensan que si algo les sale mal, nada les saldrá bien nunca.

Ed era un ingeniero civil experimentado que había trabajado en la misma empresa durante más de veinte años. Cuando su empresa se declaró en bancarrota, pensó que debía encontrar otro empleo que le ofreciera el mismo rango salarial, pero se preguntaba quién querría contratar a un ingeniero experimentado de mediana edad pudiendo contratar a un recién graduado por menos dinero. Luego de tres entrevistas, una llamada telefónica y dos cartas de rechazo, Ed concluyó que la tercera compañía también lo rechazaría, así que abandonó toda esperanza de encontrar otro trabajo.

Si Ed tuviera pensamientos saludables, simplemente habría reconocido que el hecho de que la tercera empresa no le hubiera respondido no significaba que no obtendría el empleo. Debía permanecer positivo, hacer una llamada de agradecimiento después de la entrevista y esperar la respuesta.

3. Un filtro mental negativo

Este tipo de pensamiento distorsionado hace que la persona escuche una hora y media de elogios en una evaluación de su trabajo, pero salga de la reunión deprimida porque hay un aspecto "que necesita mejorar".

Ana iba a su graduación de secundaria. Su madre le había comprado un vestido y zapatos nuevos y la llevó a un centro de estilistas profesionales para que la peinaran para ese día especial. En la graduación, todo el mundo la elogió por lo bella que estaba y lo hermosos que eran su vestido y su cabello. Pero una compañera que sentía envidia de ella le hizo notar una corredura en sus medias. Era un detalle muy pequeño que apenas se notaba. Sin embargo, Ana se sentía mortificada, como si todos en la sala estuvieran al tanto del pequeño defecto.

Cuando Ana volvió a su casa esa noche y su madre le preguntó cómo había estado la graduación, Ana se enfocó tanto en su vergüenza y en el comentario negativo de su compañera, que se olvidó completamente de todos los cumplidos que había recibido.

Escoger enfocarnos solo en lo negativo genera un estrés innecesario. Por otro lado, escoger enfocarnos solo en lo positivo y no lidiar con lo negativo es igualmente dañino y poco realista. Se debe encontrar un equilibrio entre las situaciones positivas y negativas de la vida.

4. Desestimar lo positivo

Aun peor es cuando alguien toma una experiencia positiva y la convierte en negativa. Esta clase de personas sienten que no son dignas de ningún elogio, bajo ninguna circunstancia.

Harry era un vendedor leal y trabajador, que había cumplido con su cuota de ventas cada año durante los últimos cinco años. Harry fue ascendido al cargo de director de ventas de toda la compañía, lo que fue una grata sorpresa para él. Con el ascenso su salario casi se duplicó. En vez de mostrar emoción por las posibilidades que le ofrecía este avance, Harry inmediatamente comenzó a decirle a su supervisor que él no merecía ese puesto. Señaló varias de sus debilidades y dijo que él pensaba que un colega llamado Steve estaba mejor calificado. Aunque el supervisor señaló varias de sus fortalezas, Harry desestimó cada una de ellas. Al final, Harry saboteó su propio ascenso.

Disfrute cuando reciba halagos y cumplidos, y úselos para aumentar su autoestima. No es presuntuoso aceptar cordialmente un elogio o un cumplido cuando este ha sido dado por los motivos correctos. Esto no solo reducirá su estrés, sino que añadirá intensidad a su vida.

5. Sacar conclusiones apresuradamente

La gente que saca conclusiones apresuradamente predice el peor resultado o circunstancia posible, sin tener ninguna evidencia que apoye sus conclusiones.

Un día, Jeanette escuchó que su jefe hablaba con alguien sobre la descripción de un cargo muy similar al suyo. Inmediatamente pensó que su jefe no estaba feliz con su trabajo, y que la iba a reemplazar por alguien más. "¿Qué haré si me despiden?". Su jefe le informó que tenía algo que decirle más tarde durante el día. Pasó toda la tarde con un nudo en el estómago. Le era imposible concentrarse en el trabajo. Ya casi era hora de irse a su casa, cuando una joven entró por la puerta y su jefe dijo: "Jeanette, quiero que conozcas a mi sobrina. Acaba de ser contratada como recepcionista en nuestra otra oficina. Nos gusta tanto tu trabajo que queremos que la entrenes". Jeanette se apresuró a concluir que perdería su empleo por otra persona, lo cual no era el caso en lo absoluto.

En vez de preocuparse con pensamientos de que perdería su trabajo, Jeanette pudo haber esperado hasta que su jefe hablara con ella antes de sacar conclusiones.

6. Magnificar o minimizar

El Dr. Burns también describe a la magnificación como una exageración hacia lo negativo. Una persona que exagera la posibilidad de un desastre tiende a magnificar o darle una importancia desproporcionada a las circunstancias o situaciones. Un simple percance es considerado un desastre monumental. Algunas personas lo llaman mentalidad de "ley de Murphy": "Si algo puede salir mal, saldrá mal, y será peor porque así es mi suerte".

Beth notó que su jefe estaba saturado de trabajo y se ofreció a ayudarlo a preparar un informe para la reunión de accionistas. El día después de la reunión, su jefe llegó de muy mal humor. Se quejó de unas cuantas cosas y Beth se puso nerviosa. Pensó: ¿Qué me hizo creer que podría preparar ese informe? Seguramente cometí un error ortográfico. ¡Me siento terrible! Comenzó a visualizar a su jefe entregando el informe y avergonzarse de sus errores imaginarios. Más tarde ese día, su jefe se disculpó por su comportamiento. Le explicó que no había dormido bien la noche anterior porque tenía dolor de espalda. Le agradeció por haber sido tan comprensiva y por el buen trabajo que había hecho preparando el informe.

Quien magnifica sus debilidades también tiende a minimizar su éxito personal. En este ejemplo, Beth desestimó su habilidad de preparar un informe bien escrito.

La persona con pensamientos saludables ve a la vida como una sucesión de acontecimientos divididos en una historia general. Ningún acontecimiento se percibe como extremadamente importante o sin consecuencias.

7. Razonamiento emocional

Este tipo de persona cree que la verdad se basa en sus sentimientos. Si se siente incompetente, concluye que debe estar haciendo un mal trabajo.

Terry se acababa de graduar en la universidad y aceptó un empleo en una importante compañía que vende seguros de vida. Estaba muy emocionado por la posibilidad de hacer mucho dinero. Sin embargo, luego de la primera semana, todas las ventas se le cayeron. Se sentía rechazado, deprimido y poco valorado. Sintió que la gente lo estaba rechazando a él personalmente en vez de darse cuenta de que lo que rechazaban era el seguro de vida. Permitió que sus sentimientos y emociones afectaran su trabajo y al poco tiempo renunció.

Quien tiene pensamientos saludables separa sus emociones de su valor como persona.

8. El "debería", o pensamiento fijo en las reglas

Son aquellas personas que todo lo reducen a un "debería". Desean adaptar a los demás y cada acontecimiento a sus reglas, y no se dan cuenta de que no pueden forzar a nadie a seguirlos. Cuanto más rígidas son las reglas, mayor es la decepción que experimentan. Esa decepción usualmente se manifiesta en forma preocupación, depresión, frustración, irritación o culpa.

El Sr. Smith, Presidente de la empresa XYZ, asistiría a una convención industrial. Smith le pidió a Susan, su asistente ejecutiva, que reservara una habitación en el hotel anfitrión, con varios meses de anticipación. El día antes de presentarse en el hotel para registrarse, le pidió a Susan que llamara para confirmar.

Ella le informó que el hotel no pudo encontrar su reservación, a pesar de que tenía su número de confirmación. Y ya no había habitaciones disponibles, debido a que estaban totalmente ocupadas por la convención. El Sr. Smith explotó con Susan, culpándola por haber perdido la reservación. Después de todo, "ella debió asegurarse de que su reservación estaba asegurada".

Las personas con pensamientos fijos en las reglas tienden a vivir en base a "deberías". La gente debería hacer ciertas cosas, la sociedad debería actuar de una forma particular, o una situación debería resultar de una manera esperada.

El que tiene pensamientos saludables sabe que la única oración con "deberías" que vale la pena hacer, es una pregunta: "¿Cómo debería abordar esta situación ahora y en el futuro?".

9. Etiquetar y etiquetar mal

La persona que se coloca una etiqueta negativa o se la coloca a alguien más tiende a hacerlo debido a su propia baja autoestima.

A muchos niños, desgraciadamente, se los llama brutos, perezosos o malos. Luego esos niños califican a otros o a sí mismo con esos adjetivos, al menos en su propia mente. Si una persona se etiqueta a sí misma como bruta o perezosa durante un tiempo, finalmente asumirá la etiqueta. Se convierte en una profecía autorrealizada.

Siendo apenas un niño, Johnny fue diagnosticado con trastorno por déficit de atención con hiperactividad. Con frecuencia peleaba con otros chicos y terminaba en la oficina del director. Tenía dificultades para permanecer callado en clase y no hacía sus tareas. Terminó repitiendo dos años y por tal motivo era mucho más grande que sus compañeros de salón.

Cuando llegó a la adolescencia, Johnny comenzó a consumir drogas y alcohol, y con el tiempo se convirtió en distribuidor de drogas. Se tatuó el cuerpo y se perforó las orejas, la lengua, los labios, las cejas y la barbilla. Era grande, fuerte e intimidante, sobretodo para los otros adolescentes. Aquellos que le habían dicho palabras ofensivas cuando era niño, ahora eran amenazados con recibir una golpiza si no le compraban drogas.

Como resultado, muchos de sus compañeros de clase se hicieron adictos a las drogas y dependían de él para que se las suministrara. Johnny no sentía ningún tipo de respeto por aquellos a quienes les vendía drogas. Les decía palabras ofensivas en forma de mofa e improperios.

Johnny fue una víctima de las etiquetas y de adjetivos ofensivos, pero también se convirtió en una persona que etiquetaba e insultaba. El ciclo de las palabras ofensivas es con frecuencia una espiral en descenso.

Recuerde que Dios lo considera valioso y lo ama, y que usted es su hijo.

10. Personalización

Este tipo de pensamiento coloca la responsabilidad de un acontecimiento sobre uno mismo. Por desgracia, en nuestra sociedad muchos niños que provienen de hogares disfuncionales quedan atrapados en este tipo de pensamientos: "Mi papá dejó a mi mamá porque yo soy malo".

Luego de que el padre de Amy muriera, su madre Nancy tuvo que cargar con el peso financiero del hogar y criar a Amy sola. La madre de Amy comenzó a ingerir alcohol para aliviar su dolor emocional y ahogar sus problemas. Amy se culpa a sí misma por la adicción de su madre y siente que si ella no estuviera en la casa, su madre podría venderla y tener otro tipo de vida. En vez de sentirse culpable, Amy necesita darse cuenta de que su madre es una adulta que necesita ayuda y aprender a lidiar con las situaciones de la vida.

Libérese del estrés y de la culpa entendiendo que usted no es responsable de las acciones o decisiones de los demás. En el caso de un niño, sí necesita que le refuercen que él no ha hecho nada malo y que la decisión de su padre de irse no fue su culpa.

Para más información sobre el pensamiento distorsionado, lea mi libro *Emociones que matan*.

¿QUIÉN LE DEBE A QUIÉN?

Muchos de estos pensamientos distorsionados tienen su raíz en la creencia general de que la vida le debe algo a uno. No hay nada escrito en el cosmos o en la Palabra de Dios que confirme la veracidad de esto. La vida no le debe nada, ¡es usted quien le debe algo!

La gente que piensa que la vida le debe algo siempre está culpando a los demás por sus propias fallas, limitaciones ¡y aun su propio estrés! Con cuánta frecuencia escuchamos frases como estas: "Mi jefe me pone nervioso", "Mi esposo me frustra", "Mis hijos me molestan", "Mis vecinos me enloquecen". Muchas cosas no nos pasan intencionalmente, sino que forman parte de la "experiencia de la vida" en general.

Tristemente, las personas más preocupadas no se

dan cuenta de que un alto porcentaje de su estrés es el resultado del pensamiento distorsionado, en especial cuando culpan a otros por su estrés. Tales personas raramente se ven al espejo y dicen: "Soy yo quien causa estos sentimientos de estrés en mi vida".

Lleve sus pensamientos a juicio

Muchos de estos pensamientos no aparecen en su radar porque usted los ha practicado tanto que se han convertido en estados mentales. Puede perder los estribos o sentirse ansioso por un acontecimiento o circunstancia menor sin siquiera pensar en ello; o sentir estrés, depresión o ansiedad sin siquiera darse cuenta de que usted no tiene que reaccionar de esa manera.

Para reconocer estos patrones, primero tiene que evaluar sus sentimientos y observar cuidadosamente lo que está pensando. Al monitorear sus sentimientos, poco a poco será capaz de descubrir cuáles pensamientos o creencias disparan su ansiedad. Yo los llamo "pensamientos desencadenantes". El desencadenante es casi siempre uno o más de los diez patrones de pensamiento distorsionados que se han integrado a su pensamiento como un virus de computadora. El primer paso para romper estos reductos es identificar los desencadenantes.

También resulta útil llevar un diario en el que escriba exactamente lo que pasa por su mente cuando se siente deprimido o ansioso (recuerde que cuando tiene pensamientos de depresión o ansiedad está siguiendo un patrón de pensamientos distorsionados o reviviendo o repitiendo un acontecimiento traumático).

Compare luego los pensamientos que ha escrito en su

diario con la lista de los diez patrones de pensamientos distorsionados, y comience a declarar citas positivas de la Palabra de Dios que correspondan a los pensamientos negativos que haya identificado en sus registros.

Yo llamo a este proceso "llevar los pensamientos distorsionados a juicio". Como verá, la mayoría de las personas cree que esos patrones son reales, ya que han estado pensando así todas sus vidas. Pero usted debe llevar estos patrones de pensamientos y suposiciones a juicio, acusarlos, meterlos en prisión y reprogramarlos con la Palabra de Dios. Desafortunadamente, la mayoría de los cristianos nunca han realizado este proceso, y esa es la razón por la que sufren de ansiedad y depresión al igual que los no cristianos.

También recomiendo que busque el consejo de un buen terapeuta cognitivo conductual para asegurarse de que usted identifique y cambie estos patrones de pensamiento distorsionados. Yo normalmente refiero a mis pacientes a este tipo de terapeutas y descubro que la gente con depresión y otro tipo de trastornos se beneficia significativamente de la terapia cognitiva conductual.

Como médico, he sido entrenado para examinar a mis pacientes cuidadosamente y recetarles las medicinas o los cambios en su estilo de vida que sean necesarios. He descubierto que mi receta más poderosa no se encuentra en un frasco o en el mostrador de una farmacia. Tiene una fuente exclusiva, y está disponible para todo el mundo gratuitamente. Estoy hablando obviamente de la Palabra de Dios. El gozo y la paz pueden llenar hasta la mente más atribulada, al descubrir una nueva manera de ver la vida sobre la base de la verdad de la maravillosa Palabra de Dios.

Factores para una noche de buen sueño

- Muchos problemas de nuestro mundo, y las elecciones de nuestro estilo de vida nos pueden llevar a sentir estrés, ansiedad, miedo y preocupación, pero Dios no nos diseñó para vivir de esa manera.

- La mayoría de nuestras preocupaciones, inquietudes y temores se pueden eliminar mediante una reprogramación de nuestros pensamientos distorsionados. Lleve sus pensamientos distorsionados a juicio y descubrirá que no tienen argumentos de peso.

Capítulo 8

ENCUENTRE SU
DESCANSO EN DIOS

PUEDE QUE LE sorprenda escuchar esto, pero la cantidad de estrés y aflicción que usted experimente en su vida diaria no es un indicativo real de lo bien que podrá dormir. Una persona puede tener una vida llena de hechos que le producen estrés y, a pesar de ello, tener un buen descanso. Otro individuo puede llevar una vida comparativamente libre de estrés, pero estar lleno de tensión, aflicción, pánico y tristeza. La diferencia entre estos dos individuos no es la cantidad de estrés que experimentan, sino si permanecen o no en la Vid.

Permítame explicarme. La Biblia dice: "Permanezcan en mí [Jesús], y yo permaneceré en ustedes. Así como ninguna rama puede dar fruto por sí misma, sino que tiene que permanecer en la vid, así tampoco ustedes pueden dar fruto si no permanecen en mí. Yo soy la vid y ustedes son las ramas. El que permanece en mí, como yo en él, dará mucho fruto". (Jn. 15:4-5).

Tener una vida en paz es el resultado de permanecer en Cristo. Esto significa simplemente entregarle a Él toda su ansiedad, sus inquietudes y sus preocupaciones, y recibir de Él su sabiduría, su paz, su poder y su amor. Este intercambio espiritual maravilloso produce un descanso santificado en Dios.

Como puede ver, lo que en realidad importa no es la cantidad de estrés o la actividad que exista en su vida, sino cómo percibe usted lo que está ocurriendo y cómo responde a ello. Si usted reacciona con preocupación, ira, miedo, resentimiento o cualquier otra emoción negativa, el precio a pagar será la pérdida de sueño y de su paz. Pero si usted reacciona ante el estrés en su vida con fe, confianza, paz y seguridad de que Dios está en control, seguirá durmiendo como un bebé a pesar los obstáculos con los que se tropiece.

También las apariencias pueden engañar. A veces una persona que parece calmada externamente puede estar furiosa por dentro. Pero es difícil disfrazar las emociones a las dos de la mañana si estamos despiertos mirando al techo, recordando lo que pasó en el día o planeando en lo que haremos al día siguiente. Así que si tiene problemas para dormir bien en la noche, la manera en que reacciona ante el estrés y otras emociones negativas puede ser de vital importancia.

Por lo tanto, asegúrese de permanecer en la Vid. Veamos algunas formas de lograrlo.

COMIENCE CON LAS ESCRITURAS

El Salmo 127:2 dice: "En vano madrugan ustedes, y se acuestan muy tarde, para comer un pan de fatigas, porque Dios concede el sueño a sus amados". La Biblia nos promete una noche de buen sueño, pero tenemos que poner de nuestra parte para lograrlo. Sin querer, comemos el pan de fatigas cuando repasamos todos los problemas e inquietudes del día y cuando nos preocupamos de lo que habrá de ocurrir mañana. Nos vamos a la cama tratando de resolver las cosas. ¡Eso es inútil!

Lo que debemos hacer es meditar en la Palabra de Dios, no en nuestros problemas y preocupaciones. Cuando meditamos en la Palabra de Dios, nuestros problemas desaparecen. Pero cuando meditamos en nuestros problemas, estos crecen, y el resultado es que destruimos nuestra capacidad de conciliar el sueño. Isaías 26:3 dice: "Al de carácter firme lo guardarás en perfecta paz, porque en ti confía". En otras palabras, cuando ocupamos nuestra mente con la Palabra de Dios y no con nuestros problemas, nos llenamos de paz.

Nuestra mente necesita ser renovada, como dice Romanos 12:1-2, para que esté del lado del Espíritu, que es perfecto. Esta renovación de la mente ocurre cuando nuestros pensamientos se llenan de la poderosa Palabra de Dios. Pero si nuestra mente siempre está llena de pensamientos negativos, como las cosas que nos preocupan o nos enojan, lo que queremos y no tenemos, quienes nos han herido o causado daño, y lo que nos disgusta, entonces nuestra mente y nuestros pensamientos serán carnales o inspirados por nuestra naturaleza más baja. Cuando llenamos nuestra mente con las palabras y los pensamientos de Dios, por medio de la Biblia y la oración, alimentamos y fortalecemos nuestro ser espiritual, el cual fue diseñado para servir a Dios.

OBEDECER LA LEY DEL DESCANSO

Una de las mejores formas de relajarnos es entender y respetar la ley divina del descanso. Echémosle un vistazo a esta asombrosa ley. La Palabra de Dios dice: "Seis años sembrarás tus campos y recogerás tus cosechas, pero el séptimo año no cultivarás la tierra. Déjala descansar, para que la gente pobre del pueblo obtenga de ella su alimento, y para que los animales del campo se coman lo que la gente deje [...]. Seis días trabajarás, pero el día séptimo descansarán tus bueyes y tus asnos, y recobrarán sus fuerzas los esclavos nacidos en casa y los extranjeros" (Ex 23:10-12).

Encontramos este mismo principio espiritual en Éxodo 31:15: "Durante seis días se podrá trabajar, pero el día séptimo, el sábado, será de reposo consagrado al Señor. Quien haga algún trabajo en sábado será condenado a muerte". El siguiente versículo continúa diciendo que este es un pacto eterno, lo que significa que este principio del sábado nunca termina. Y el versículo 17 dice: "Es una señal eterna entre ellos y yo. En efecto, en seis días hizo el Señor los cielos y la tierra, y el séptimo día descansó".

Actualmente no estamos bajo la ley, sino que vivimos bajo la gracia de Dios, que fue comprada por Jesucristo para nosotros. Sin embargo, el descanso sigue siendo un principio espiritual que no podemos desechar sin sufrir graves consecuencias relacionadas con nuestra salud y bienestar.

Aunque no honremos el sabbat prohibiendo estrictamente el trabajo los días domingo, descansamos cuando aprendemos a depender de Dios para todo en nuestras vidas. El Nuevo Testamento habla de este descanso cuando dice: "Por consiguiente, queda todavía un reposo especial para el pueblo de Dios" (Heb. 4:9).

Como puede ver el descanso sigue siendo un principio espiritual muy poderoso y vigente que Dios nos dio para fortalecer nuestro cuerpo y nuestra mente y renovar nuestra salud y nuestro espíritu. Al respetar el día de descanso de Dios, descansamos nuestro cuerpo y nuestra mente. Nos negamos a llevar el peso de la tensión, la ansiedad, el miedo y el estrés que vivimos día a día en este mundo. Dejamos que Dios se haga cargo. Y al hacerlo, entramos en su descanso.

El poderoso principio espiritual del descanso en Dios permite que nuestra mente y nuestro cuerpo se recuperen de los efectos del estrés. Jesús dice: "Vengan a mí todos ustedes que están cansados y agobiados, y yo les daré descanso" (Mt. 11:28). El descanso de Dios es imprescindible para que su cuerpo, mente y alma disfruten de una salud divina.

Necesitamos dormir y descansar en Jesús. En Mateo 8, Jesús y sus discípulos subieron al bote y una gran tempestad los azotó repentinamente en el mar. Probablemente el viento rugía y el bote se sacudía violentamente. La Biblia dice en el versículo 24 que las olas cubrían el bote, es decir, estaba a punto de hundirse. Pero a pesar de las violentas sacudidas, el fuerte viento y las olas que chocaban contra el bote, Jesús dormía profundamente. Sin duda estaba en la fase cuatro del sueño, que es la más profunda.

Pero cuando sus discípulos lo despertaron y le dijeron: "Señor, ¡sálvanos! ¡Pereceremos!", él les preguntó: "¿Por qué tienen miedo, hombres de poca fe?". Luego se levantó y reprendió los vientos y el mar, y hubo una gran calma. La enseñanza aquí es que nosotros también podemos acceder al descanso y dormir profundamente como hizo Jesús, si permanecemos en Él y Él permanece en nosotros.

Una vida de amor

En 1 Corintios 13:8 se dice que "el amor jamás se extingue". ¿Se encuentra en medio de una batalla política en el trabajo? ¿Hay desacuerdos en su familia? ¿Su cónyuge lo lastimó? La verdad es que el amor nunca falla, ¡y no le fallará a usted! ¡Imagínese! Hay una sola cosa que la Biblia nos dice que nunca nos fallará, y es transitar por el camino del amor. Necesitamos repasar todas las características del amor en 1 Corintios 13:4-7. Recomiendo que lea este pasaje en voz alta y que inserte su nombre en lugar de la palabra *amor* en estos versículos:

> El amor es paciente y bondadoso [yo soy paciente y bondadoso]. El amor no es envidioso ni jactancioso ni orgulloso [yo no soy envidioso ni jactancioso ni orgulloso]. No se comporta con rudeza, no es egoísta, no se enoja fácilmente, no guarda rencor [no me comporto con rudeza, no soy egoísta, no me enojo fácilmente, no guardo rencor]. El amor no se deleita en la maldad sino que se regocija con la verdad [yo no me deleito en la maldad sino que me regocijo con la verdad]. Todo lo disculpa, todo lo cree, todo lo espera, todo lo soporta [todo lo disculpo, todo lo creo, todo lo espero, todo lo soporto].

Note que el amor no guarda rencor. En otras palabras, el perdón forma parte del amor. Deseche el libro de registros rencorosos y perdone a todo el que le ha hecho mal. Como cristianos tenemos un solo mandamiento y es el mandamiento del amor (ver Jn. 13:34).

El miedo gobierna la vida de muchos, pero la Biblia

dice: "El amor perfecto echa fuera el temor" (1 Jn. 4:18). Usted puede vivir libre de temores si interioriza el poder del amor que Dios tiene para usted. Mahatma Gandhi decía que el mundo entero aceptaría al Cristo de los cristianos si tan solo los cristianos actuaran como Cristo.

Construya y mantenga sus relaciones. Las relaciones con aquellos que lo aman son regalos de Dios. ¡Nunca las de por sentado!

La búsqueda de la felicidad

Según Rich Bayer, doctor en filosofía y presidente de *Upper Bay Counseling and Support Services Inc.*, la gente feliz tiene más contacto social y mejores relaciones sociales que sus contrapartes infelices. Estudios sobre las personas positivas han demostrado que estas tienen mejores relaciones consigo mismas y con los demás. Su nivel de amor por la vida también es mayor. La gente feliz tiende a ser más amable con los demás y a sentir empatía más fácilmente.

Por supuesto, la gente feliz no tiene más suerte que los demás. También experimentan su cuota de tragedia y dificultad. Pero estudios demuestran que pueden reinterpretar mejor lo que les sucede.[1] Recuerdan con mayor facilidad las cosas buenas que les han ocurrido en la vida y cuando pasan cosas malas, piensan que en el futuro se acomodarán. Tienen esperanza.

La felicidad es uno de los secretos para vivir una vida larga y satisfactoria. Estudios también demuestran que la gente feliz tiene menos problemas de salud.[2] Estudios realizados entre personas de mayor edad indican que los individuos con emociones positivas viven más que sus contrapartes negativos. La gente feliz demostró ser la mitad de propensa a quedar discapacitada que la gente triste, en el mismo rango de edad. Y las personas felices tienen un umbral de dolor más alto que las personas tristes.[3]

¿Qué escogerá usted?

La preocupación y el miedo son lo opuesto a la fe y la paz. La Biblia nos dice que echemos todas nuestras preocupaciones en el Señor (ver 1 P. 5:7). Dios no dijo *algunas* de nuestras preocupaciones, Él dijo *todas*.

Esto es lo que Jesús nos dice sobre la preocupación:

> "Así que no se preocupen diciendo: '¿Qué comeremos?' o '¿Qué beberemos?' o '¿Con qué nos vestiremos?'. Porque los paganos andan tras todas estas cosas, y el Padre celestial sabe que ustedes las necesitan. Más bien, busquen primeramente el reino de Dios y su justicia, y todas estas cosas les serán añadidas. Por lo tanto, no se angustien por el mañana, el cual tendrá sus propios afanes. Cada día tiene ya sus problemas".
>
> —Mateo 6:31-34

Tener fe significa simplemente confiar en que Dios hará lo que prometió hacer en la Biblia. Significa confiar en que Él lo perdonará porque Él dijo que lo perdonaría si usted le confesaba sus pecados y le pedía perdón (ver 1 Jn. 1:9). Significa confiar en que Él cuida de usted porque Él dice que cuida de usted (ver 1 P. 5:7). Significa confiar en que Él lo ama porque Él dice que lo ama (ver 1 Jn. 4:19).

¿Cómo conseguimos tener fe? La Biblia dice que a todos nos ha sido dada una medida de fe (Ro. 12:3). Nuestro reto es crecer en nuestra fe. Esto lo logramos escuchando la

Palabra de Dios (Ro. 10:17). Esto no significa simplemente escuchar sermones y grabaciones de buenas prédicas y enseñanzas bíblicas. Significa que debemos estudiar y meditar en la Palabra de Dios. Como parte del estudio y la meditación, es bueno leer la Palabra de Dios en voz alta y memorizar las Escrituras, para poder meditar en ellas en cualquier lugar y momento.

Cuando leemos la Biblia en voz alta para nosotros, "escuchamos" la Palabra de Dios. Cuando repetimos la Palabra de Dios en voz alta en el proceso de memorizarla, "escuchamos" la Palabra de Dios. Cuando recitamos la Palabra de Dios de memoria, "escuchamos" la Palabra de Dios. ¡Los oídos más cercanos a su boca serán siempre sus propios oídos! La Biblia nos dice: "Al de carácter firme lo guardarás en perfecta paz, porque en ti confía" (Is. 26:3) ¿Qué elige usted escuchar?

DR. COLBERT APROBADO

Escoja su compañía sabiamente

Decida limitar la cantidad de tiempo que pasa con gente negativa y pesimista. Estos no solo sabotearán sus metas, sino que drenarán su energía. Yo los llamo "vampiros energéticos" o "sanguijuelas energéticas", porque independientemente de lo que usted haga, lo agotarán con sus quejas y polémicas constantes. Evítese esta frustración limitando el tiempo que pasa con este tipo de gente.

Practique la conciencia plena

La conciencia plena, según el Dr. Herbert Benson, es la práctica de poner atención a lo que nos va ocurriendo a cada momento. Según Benson, para tener conciencia plena se debe bajar el ritmo, realizar una actividad a la vez, y dedicar atención total tanto a la actividad que se realiza como a su experiencia interna de ella.[4] La conciencia plena tiene el potencial de brindarnos un antídoto poderoso contra las causas comunes del estrés diario.

La definición de Benson de conciencia plena me recuerda las palabras de Jesús: "Por lo tanto, no se angustien por el mañana, el cual tendrá sus propios afanes. Cada día tiene ya sus problemas" (Mt. 6:34). Jesús nos enseñó a concentrarnos en el presente, no en el futuro. El apóstol Pablo igualmente nos enseñó a olvidar "lo que queda atrás", queriendo decir el pasado (Flp. 3:13). Concientizar es dejar ir cualquier pensamiento que no tenga relación con el momento presente y encontrar algo que se pueda disfrutar en el momento presente.

Pero la mayoría de la gente no vive en el momento presente. Se recrean en un momento diferente, bien sea en el pasado o en el futuro. Hacen todo lo necesario para funcionar en el presente, pero piensan cosas como "seré feliz cuando…

- …tenga una casa más grande".

- …reciba ese ascenso".

- …mis hijos salgan de la escuela".

- …pague esas deudas".

- ...compre un automóvil nuevo".

- ...baje de peso".

La conciencia plena funciona de forma diferente. Esta entrena su mente para dejar pasar cualquier pensamiento que no tenga relación con el momento presente y encontrar algo que disfrutar en el presente, de manera continua. Cuando usted camine o maneje, preste atención a los hermosos paisajes, el canto de las aves y los grillos, la calidez del sol o la frescura del aire. Centre su atención en la forma en que su cuerpo reacciona al realizar movimientos rutinarios cuando maneja, abre la puerta, o camina. En los descansos del trabajo o en la noche, niéguese a pensar en objetivos, proyectos o tareas que no formen parte del momento presente. Si le viene un pensamiento preocupante a la mente, escoja concentrarse en un pensamiento relacionado con lo que ve, oye, huele o siente en el momento.

Si tiene que detenerse en un semáforo en rojo cuando va camino al trabajo, no se frustre. Considérelo una oportunidad para agradecer por su automóvil, su empleo, su jefe, etcétera. A la mayoría de los habitantes de los países del tercer mundo les encantaría tener su automóvil, su empleo y su jefe. Deje de quejarse por lo que no tiene, y comience a agradecer lo que sí tiene. Puede practicar su gratitud escuchando música y disfrutando los paisajes a su alrededor. Puede agradecer el hecho de que tiene aire acondicionado o calefacción en su automóvil o en su casa, o el hecho de que tiene automóvil y se encuentra bien para conducir.

Al practicar la conciencia plena, sus músculos se relajarán, su cuerpo dejará de estar tenso y su estrés se aliviará. Yo animo a mis pacientes a conducir hasta el campo, dar un paseo, jugar con sus hijos o nietos, oler las flores, o ir al zoológico a ver los animales. Esto les enseña a dejarse absorber por el momento presente, para que sus mente pueda liberarse del estrés de forma natural.

Mi forma favorita de practicar la conciencia plena es llevar a mi nieto Braden al parque. Él se emociona mucho y corre al tobogán, se desliza por él y luego se sube de nuevo y se vuelve a deslizar. Después le gusta detenerse y recoger ramitas del suelo y meterlas en cualquier agujerito que encuentre, normalmente los que tienen los aparatos. Un día se sentó durante una hora cerca del tope del tobogán simplemente a romper ramitas e introducirlas en los agujeritos de las escaleras. También le encanta correr y hacer que yo lo persiga diciéndome: "¡Abuelo, atrápame!". Se ríe tanto que se cae al suelo, luego ve al cielo y le encanta mirar los aviones. Pero lo que más le gusta ver es la luna. Al observar a Braden, disfruto practicar la conciencia plena.

Para tener una salud mental y física completa, la conciencia plena debe ser un estilo de vida, un patrón continuo en la práctica de la relajación durante el día. Haga de la conciencia plena un hábito, practicándola diariamente.

EL REMEDIO DE LA RISA

La Biblia dice: "Gran remedio es el corazón alegre, pero el ánimo decaído seca los huesos" (Pr. 17:22). Si usted se encuentra bajo estrés, ¿por qué no aprovechar el remedio de la risa? Vea un video sano y divertido. Una buena carcajada de veinte segundos equivale a tres minutos en una máquina de remo, según un estudio.[5] La risa libera la tensión, la ansiedad, la ira, el miedo, la vergüenza y la culpa, y puede transformar su actitud y su manera de ver las cosas.

Cuando llegan pacientes a mi oficina para recibir tratamiento o seguir un programa nutricional, siempre les pregunto: "¿Con cuanta frecuencia ríe usted?". Tiene que ver la expresión en sus rostros. Una respuesta común en los pacientes con cáncer es: "Yo nunca me río". Se podría decir que están pensando: "Tengo cáncer, Dr. Colbert. ¿Qué razones tengo para reír?".

Una de las recetas más inusuales que doy a muchos de mis pacientes es reírse con ganas al menos diez veces al día, y que cada risa dure al menos veinte segundos. La risa verdadera es uno de los métodos de sanación naturales más poderosos que existen, y sin efectos secundarios. La risa disminuye las hormonas del estrés cortisol y epinefrina. Aumenta las hormonas del bienestar. Nos mantiene en el momento presente, practicando la conciencia plena. Nos ayuda a reconsiderar las cosas, a ser agradecidos y a ver los acontecimientos negativos bajo una luz más positiva. No hay una sola cosa negativa que la risa pueda brindar al cuerpo y a la mente.

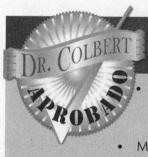

Diez beneficios de la risa

- Alivia el estrés y la tensión, disminuye las hormonas del estrés y ayuda a relajarnos.
- Mejora el sueño.
- Ayuda a equilibrar los neurotransmisores, aliviando la ansiedad y la depresión.
- Alivia el dolor.
- Fortalece las relaciones.
- Mejora el sistema inmunológico.
- Es como un ejercicio interno. Una buena carcajada (de unos veinte segundos) equivale a ejercitar tres minutos en una máquina de remo.[6]
- Puede ayudar a prevenir un infarto. Investigaciones han demostrado que las personas que sufren infartos son cuarenta por ciento menos propensas a reír en diferentes situaciones.[7]
- Es bueno para el cerebro y puede aumentar la capacidad de resolver problemas y la creatividad.
- Aumenta la longevidad. Los comediantes Bob Hope y George Burns vivieron hasta los cien años de edad.

Un mundo perfecto

Puede que no quiera admitirlo, pero usted probablemente habla solo de vez en cuando. No se preocupe, es normal. ¡De hecho las conversaciones más importantes son las que tenemos con nosotros mismos! Por desgracia, tendemos a tener conversaciones negativas con nosotros mismos. Esta es una costumbre que tiene terribles consecuencias, ya que eso significa que nuestra mente está constantemente bombardeada por pensamientos negativos persistentes que nos debilitan un poco más cada día. ¿Quién puede sobrevivir en un entorno así?

He visto padres en la liga infantil de béisbol que critican constantemente a sus hijos, llamándolos bobos, tontos, patéticos, y repitiéndoles que no pueden hacer nada bien. He visto a esos pobres niños de pie en el campo o desplomados en la banca con una expresión de depresión en sus caritas. Por desgracia, algunos de estos chicos a los que se les dijo que eran perdedores, tontos, brutos y que no podían hacer nada bien, crecieron creyendo esas palabras. Se volvieron individuos depresivos, desmotivados y sin éxito.

Si una persona se alimenta de pensamientos negativos durante el día, cada actividad o reto que enfrente será abordado con una actitud de derrota, aun antes de iniciarlo. Sin embargo, a través de la Palabra de Dios tenemos la capacidad de repetir las palabras de Dios durante el día y cambiar esos pensamientos negativos en positivos, trayendo sanación al cuerpo y la mente.

Pensamientos positivos

Si quiere vivir en paz, es importante que entrene su mente para que tenga pensamientos positivos en vez de hundirse en la negatividad. Cuando aparezca un pensamiento negativo en su cabeza, es importante que lo expulse y diga en voz alta la solución, que es la Palabra de Dios. Es por ello que memorizar y citar las Escrituras es tan importante. Los pensamientos bíblicos positivos conducen a actitudes ganadoras.

Su actitud es una elección. Usted puede elegir tener una actitud negativa, o puede escoger tener una actitud positiva. Puede escoger estar molesto, amargado, resentido, indispuesto a perdonar, atemorizado o avergonzado. Estas actitudes negativas afectan su salud y permiten que las enfermedades se arraiguen en su cuerpo.

SUÉLTELO

Cuando Pablo y Silas fueron encarcelados, oraron y cantaron alabanzas (Hch. 16:23-25). Pablo hizo una elección. Pudo haber tenido una actitud negativa y estar molesto, resentido y amargado. Pero escogió regocijarse y cantar alabanzas. Escogió la actitud saludable. Decidió "estar gozoso siempre" (1 Tes. 5:16).

Cuando alguien le hace daño, es muy fácil sentir amargura, resentimiento, ira e indisposición a perdonar. Pero eso a quien lo afecta es a usted, y es el inicio de muchas enfermedades. El resentimiento y la indisposición a perdonar comúnmente se asocian con fibromialgia y artritis, mientras que el miedo se asocia con el cáncer. La ansiedad se asocia con úlceras y la ira con enfermedades del corazón. Son emociones mortales. Si no las expulsamos de nosotros a través de la Palabra de Dios, o con ayuda de un profesional, con el paso del tiempo nos pueden enfermar. Es mucho mejor para usted, tanto a nivel físico como mental, perdonar y liberar esas emociones mortales antes de que se arraiguen en su mente, en sus emociones y en su cuerpo.

La Biblia lo dice claramente: "Si se enojan, no pequen. No dejen que el sol se ponga estando aún enojados" (Ef. 4:26). Creo que este es uno de los secretos más importantes para evitar que estas emociones mortales se arraiguen en nuestra mente y nuestro cuerpo, y con el tiempo terminen matándonos.

¿Y SI SOLO LE QUEDARAN SEIS MESES DE VIDA?

He tratado a muchos pacientes a los que solo les quedan seis meses de vida o menos. Muchos de estos individuos abandonan la mayoría de sus patrones de pensamientos distorsionados, perdonan a aquellos con los que están enojados, y deciden vivir el resto de sus vidas en paz. Es increíble cómo cambian las prioridades cuando alguien se enfrenta al final de su vida.

Por eso me gusta invitar a mis otros pacientes, los que me visitan por otro tipo de dolencias pero que no se encuentran en una situación desesperada, a que intenten poner en práctica lo que yo llamo "la prueba de los seis meses de vida". La dinámica es muy similar a la canción de Tim McGraw: "Vive como si estuvieras a punto de morir". Es un momento para preguntarse: "Si me quedaran seis meses de vida, ¿qué cambiaría?". Es un momento para descubrir qué es lo más importante y comenzar a vivir de acuerdo a eso.

He ayudado a muchos de esos pacientes a perdonarse, aceptarse y amarse a sí mismos. Una parte de ellos están cansados de la rutina de trabajar, trabajar y trabajar. En vez de seres humanos, se han convertido en "hacedores humanos". Algunos lucen incluso aliviados de poder tener una excusa para salirse de la rutina de sus vidas.

Al hacer esta prueba, se les de la oportunidad de replantearse sus patrones de pensamiento y de mirar a las personas, las circunstancias y aun su enfermedad desde una perspectiva diferente. Abandonan sus patrones de pensamiento distorsionados, la amargura, la depresión y la ansiedad. Se perdonan, se aceptan y se aman a sí mismos y a otros. ¿Será usted uno de los que se beneficiará al realizar esta actividad?

UNA VIDA AGRADECIDA

Una de las maneras más eficaces de alcanzar una vida de descanso es practicando la gratitud. En los últimos años, se han realizado numerosos estudios sobre los beneficios de tener una mentalidad agradecida. Los investigadores han descubierto que la gratitud ayuda a tener un ingreso más alto, mejores resultados en el trabajo, un matrimonio más duradero y mejor, más amigos, mejor apoyo social, más energía, disfrutar de una mejor salud física en general, desarrollar un sistema inmunológico más fuerte, mejorar la salud cardiovascular, reducir los niveles de estrés y tener una vida más larga (hasta de diez años más, según un estudio).[8]

Las investigaciones también demuestran que expresar gratitud hace feliz a todos. La mayoría de la gente cree erróneamente que la felicidad proviene de lo que compramos, logramos o del sitio a donde vamos de vacaciones. Esto simplemente no es verdad. La verdadera felicidad y gozo provienen de adentro, y la gratitud es una manera excelente de acceder a ese gozo. La gente agradecida también duerme mejor, se cuida más, ingiere una dieta más saludable, se ejercita más, y siente menos depresión y ansiedad y más entusiasmo y optimismo.

Me encanta esta cita de Melody Beattie:

> La gratitud libera la plenitud de la vida. Convierte lo que tenemos en suficiente y más. Convierte la negación en aceptación, el caos en orden, la confusión en claridad. Puede transformar una comida en un festín, una casa en un hogar y un extraño en un amigo. La gratitud le da sentido a nuestro pasado, trae paz a nuestro presente y crea una visión para el futuro.[9]

Uno de los mejores ejemplos de gratitud es la historia de los diez leprosos en Lucas 17. En los días de Jesús, la enfermedad de la lepra era peor que el SIDA. Normalmente comenzaba con heridas que desfiguraban la piel, luego seguían los daños a los nervios, desprendimiento de los dedos de las manos y los pies y desfiguramiento progresivo. Era también una enfermedad muy dolorosa y, como no había cura para entonces, era en realidad una sentencia de muerte.

Cuando una persona era identificada como leprosa, era expulsada de la ciudad y enviada a vivir en una colonia de leprosos. Una ley estricta establecía que la gente no podía ni siquiera estar a cincuenta yardas de un leproso, porque los leprosos eran considerados "impuros".

Era muy poco común que alguien sanara de lepra, pero ocurría en algunas ocasiones. Para poder salir de la colonia de leprosos, la persona debía ser examinada por el sacerdote y ser declarada limpia.

En Lucas 17, Jesús miró a los diez leprosos y les dijo: "Vayan con el sacerdote". Al dirigirse hacia donde estaba el sacerdote, observaron que las lesiones en su piel habían desaparecido y su lepra había sido sanada.

Uno de los leprosos, un samaritano, dijo: "Esperen, regresaré y le agradeceré a Jesús". Los otros nueve leprosos eran judíos, pero solo este leproso samaritano (los samaritanos eran despreciados y tratados como ciudadanos de segunda clase por la mayoría de los judíos) regresó y se lanzó a los pies de Jesús en agradecimiento. Jesús entonces le dijo al leproso que se levantara y siguiera su camino y que su fe lo había completado. Note que, de acuerdo con los eruditos de la Biblia, "completar" significa que las partes de su cuerpo habían sido restauradas. ¿Por qué hizo Jesús esto? Por la gratitud del hombre.

Como ocurrió con los leprosos, yo creo que solo un diez por ciento (o menos) de los cristianos practica el agradecimiento de forma habitual. Es por ello que existen tantos cristianos que no sienten gozo ni felicidad con la vida, al igual que el resto del mundo. Piense en esto: noventa por ciento de los cristianos nunca hace una pausa para agradecerle a Dios por sus bendiciones.

Es hora de dejar de quejarnos por lo que no tenemos y comenzar a agradecer a Dios por lo que sí tenemos. Siempre le recomiendo a mis pacientes que lleven un diario de agradecimiento. Puede ser un diario hermoso que compre en la librería, una simple libreta de tres aros o un cuaderno de espiral.

En ese diario cada día usted escribirá algo por lo que esté agradecido. Asegúrese de incluir varias partes y funciones del cuerpo, como su vista; sus oídos; la habilidad de saborear, de oler y de tocar; la habilidad de caminar y de usar los dedos, los brazos, las piernas, la espalda y su cuello. Agradezca cada aspecto de su salud.

También debe incluir en su diario de gratitud una lista de familiares y amigos, su cónyuge y otras personas que Dios haya puesto en su vida. No olvide agradecer por la ducha caliente, por su baño, su cama, su refrigerador, su cocina, su lavavajillas, su carro, su hogar, el aire acondicionado, la comida, la ropa, el mobiliario, etcétera.

Nuestros pensamientos controlan las palabras que decimos, y nuestras palabras controlan nuestras actitudes. Necesitamos practicar una actitud agradecida. Es de vital importancia resguardar nuestros pensamientos y citar la Palabra de Dios en voz alta durante el día, para generar actitudes consagradas dentro de nosotros. La nutrición, el ejercicio y el sueño apropiado son de gran importancia. Sin embargo, nuestros pensamientos, creencias, palabras y actitudes determinarán si tenemos éxito o no, y determinarán donde pasaremos la eternidad.

CONFESIONES, DECLARACIONES, ORACIONES Y PASAJES BÍBLICOS PARA DESCANSAR EN DIOS

En este capítulo hemos estudiado las diferentes maneras de mantenernos en la Vid y encontrar reposo. Pero el objetivo final es encontrar descanso en Dios, mantenernos en sintonía con Él a través de la oración y creer en todo lo bueno que nos ha prometido.

En esta parte encontrará un arsenal de oraciones, confesiones, declaraciones y pasajes de las Escrituras que le ayudarán a acercarse a Dios, su mejor fuente de descanso.

CONFESIONES PARA DORMIR

Pasaje	Mi confesión
"En paz me acuesto y me duermo, porque solo tú, Señor, me haces vivir confiado" (Sal. 4:8).	El Señor me ve y me ha prometido paz, seguridad y un buen sueño. Recibo descanso en paz por medio de mi fe.
"En vano madrugan ustedes, y se acuestan muy tarde, para comer un pan de fatigas, porque Dios concede el sueño a sus amados" (Sal. 127:2).	Soy el amado de Dios, y Él me ha prometido descanso. Gracias, Señor, por el descanso y el buen dormir que forman parte de mi herencia como regalo gratuito. Recibo el descanso por fe.
"Al acostarte, no tendrás temor alguno; te acostarás y dormirás tranquilo" (Pr. 3:24).	No temeré cuando me acueste porque la paz de Dios está sobre mí. Cuando me acuesto, me quedo dormido y mi sueño es pacífico, profundo y reparador, como el sueño de Jesús.
"Al de carácter firme lo guardarás en perfecta paz, porque en ti confía" (Is. 26:3).	Siento una paz perfecta porque mi mente está enfocada en Jesús y no en mis problemas.
"Vengan a mí todos ustedes que están cansados y agobiados, y yo les daré descanso" (Mt. 11:28).	Le doy todas mis cargas a Jesús y entro en su descanso. Tengo la paz de Dios y puedo dormir profundamente.

Pasaje	Mi confesión
"La paz les dejo; mi paz les doy. Yo no se la doy a ustedes como la da el mundo. No se angustien ni se acobarden" (Jn. 14:27).	Recibo la paz de Dios, la misma paz que Jesús recibió por fe. Esa fue la paz que le permitió a Jesús dormir en medio de una tormenta en el mar. Su paz está sobre mí.
"Destruimos argumentos y toda altivez que se levanta contra el conocimiento de Dios, y llevamos cautivo todo pensamiento para que se someta a Cristo" (2 Co. 10:5).	Expulso cualquier pensamiento de preocupación y cualquier pensamiento molesto de mi mente, y escojo centrarme en el nombre de Jesús. Inhalo y exhalo lentamente mientras pienso en el nombre de Jesús, y no dejo que ningún otro pensamiento entre a mi mente.
"No se inquieten por nada; más bien, en toda ocasión, con oración y ruego, presenten sus peticiones a Dios y denle gracias. Y la paz de Dios, que sobrepasa todo entendimiento, cuidará sus corazones y sus pensamientos en Cristo Jesús" (Flp. 4:6-7).	La paz de Dios guarda mi corazón y mi mente. Todos los pensamientos que se opongan a la Palabra de Dios son expulsados de mi mente por fe. Los pensamientos tormentosos se deben ir, y me rehúso a repetir esos pensamientos. Me niego a estar ansioso.

Pasaje	Mi confesión
"Pues Dios no nos ha dado un espíritu de timidez, sino de poder, de amor y de dominio propio"(2 Tim. 1:7).	Por fe tengo espíritu de poder. Los pensamientos de miedo, ansiedad, depresión, insomnio o preocupaciones no permanecen en mí porque la Palabra de Dios dice que tengo un espíritu de poder.
"En tal reposo entramos los que somos creyentes"(Heb. 4:3).	Creo que he entrado en el reposo y la paz de Dios.

Afirmaciones positivas

Soy hermoso, capaz y digno de amor. Soy valioso. Tengo fe y confianza absolutas en Jesucristo. Todas mis necesidades están satisfechas. Dios cubrirá todas mis necesidades de acuerdo con sus riquezas y gloria en Cristo Jesús. Me amo incondicionalmente y me nutro en todos los sentidos. Confío en mi conciencia, que está dirigida por el Espíritu Santo. Sigo mi conciencia y elijo caminar en el Espíritu y no en la carne.

Soy un hermoso hijo de Dios. Estoy lleno de amor. Me gusta la gente que irradia amor, calidez y amistad hacia los demás. Las heridas de mi niñez han sanado, y cada día avanzo hacia un estado de mayor paz y felicidad. No guardo rencor por el daño que me han hecho.

Soy diligente, leal y tengo espíritu de excelencia. En lo que sea que ponga mi mano, prospera. Soy la cabeza y no la cola. Dios siempre me lleva a triunfar. Soy único y la niña de los ojos de Dios. El más grande, Jesús, vive en mí. Puedo congeniar conmigo y con otros, puedo amarme a mí mismo y a otros, y escojo amar a todas las personas con las que entro en contacto. El amor es paciente, por lo tanto yo soy paciente. El amor es amable, por lo tanto yo soy amable. El amor no es envidioso, por lo tanto, yo no lo soy. El amor no se exalta a sí mismo ni es orgulloso, por lo tanto, yo soy sumiso y humilde. El amor no se comporta con rudeza, por lo tanto, yo soy cortés. El amor no es egoísta, por lo tanto, yo soy altruista. El amor no se da por aludido, por lo tanto, yo perdono. El amor no piensa mal. Mis pensamientos son verdaderos, honestos, justos, puros, amorosos y buenos. El amor no se regocija en la iniquidad, sino en la verdad, y yo me regocijo en la verdad. El amor todo lo resiste, cree todas las cosas en la Palabra de Dios, todo lo espera y todo lo soporta. El amor nunca falla, por lo tanto, yo nunca fallaré.

Todo lo que me ocurre es creado por mí consciente o inconscientemente. He decidido no juzgar a nadie, incluyéndome. Jesús dijo: "No juzguen y no serán juzgados. No condenen y no serán condenados. Perdonen y serán perdonados". Elijo perdonar y ser perdonado. Escojo perdonar a todo aquel por quien sienta menos que amor incondicional. Elijo caminar por la senda del amor incondicional hacia todos los seres humanos. Escojo ver lo mejor en todos. Estoy abierto a nuevas creencias. Acepto y amo a mis padres.

Yo creo mi propia felicidad. Soy apreciado y aprecio a los demás. Tomo decisiones con confianza. Dejo ir las cosas que no puedo controlar. Tengo el coraje de cambiar las cosas que debo cambiar. Tengo la serenidad de aceptar las cosas que no puedo cambiar, y tengo la sabiduría para reconocer la diferencia. Me permito jugar y divertirme. No tengo necesidad de controlar a la gente o las situaciones. Abandono cualquier necesidad de control. Estoy controlado por el Espíritu Santo.

Todas mis necesidades, deseos y metas están satisfechos. Sea lo que sea que pueda concebir y en lo que pueda creer, lo puedo alcanzar. Todo es posible para mí porque creo. Mis capacidades y potencialidades son ilimitadas. Expreso mi potencial más y más cada día. Veo los problemas como retos emocionantes que me hacen crecer cada vez más fuerte en la fe. Me visualizo vívidamente como la persona que quiero ser, y alcanzo mis metas con entusiasmo.

Mi mente es creativa y mis pensamientos están iluminados por la luz de la sabiduría de Dios. Tengo los pensamientos de Dios. En este momento recibo ideas que me ayudarán a lograr todo lo que Dios quiere para mi vida. Con agradecimiento acepto estas ideas y actúo de inmediato en ellas con entusiasmo. Irradio con el poder del entusiasmo. Soy siempre positivo y estoy lleno de confianza propia. Pienso siempre antes de actuar. Controlo siempre mis pensamientos.

Tengo todas las capacidades que necesito para triunfar. Amo los retos y aprendo de cada situación en mi vida. Vivo cada día con poder y pasión. Me siento fuerte, motivado, apasionado y poderoso. Siento una enorme confianza en que puedo hacer cualquier cosa. Todas mis relaciones se basan en integridad y respeto.

Me despierto cada día sintiéndome saludable y lleno de energía. Siento más energía a lo largo del día. Reboso de energía, salud y vitalidad. Cada presión y tensión que siento es simplemente una señal de que debo relajarme y dejar ir las preocupaciones. Siempre tengo energía más que suficiente para hacer todo lo que quiero hacer. Entrego mi vida a Cristo Jesús. Tengo una relación maravillosa y satisfactoria con Jesús. Jesús guía mi vida. Puedo confiar en la guía del Espíritu Santo. Siento la presencia de Dios en todo lo que hago.

Declaraciones de las Escrituras

"En consecuencia, ya que hemos sido justificados mediante la fe, tenemos paz con Dios por medio de nuestro Señor Jesucristo".

—Romanos 5:1

"Por lo tanto, ya no hay ninguna condenación para los que están unidos a Cristo Jesús".

—Romanos 8:1

"Nosotros no hemos recibido el espíritu del mundo sino el Espíritu que procede de Dios, para que entendamos lo que por su gracia él nos ha concedido".

—1 Corintios 2:12

"¿Quién ha conocido la mente del Señor para que pueda instruirlo?".

—1 Corintios 2:16

"¿Acaso no saben que su cuerpo es templo del Espíritu Santo, quien está en ustedes y al que han recibido de parte de Dios? Ustedes no son sus propios dueños; fueron comprados por un precio. Por tanto, honren con su cuerpo a Dios".

—1 Corintios 6:19–20

"Dios es el que nos mantiene firmes en Cristo, tanto a nosotros como a ustedes. Él nos ungió".

—2 Corintios 1:21

"El amor de Cristo nos obliga, porque estamos convencidos de que uno murió por todos, y por consiguiente todos murieron. Y él murió por todos, para que los que viven ya no vivan para sí, sino para el que murió por ellos y fue resucitado".

—2 CORINTIOS 5:14–15

"Al que no cometió pecado alguno, por nosotros Dios lo trató como pecador, para que en él recibiéramos la justicia de Dios".

—2 CORINTIOS 5:21

"He sido crucificado con Cristo, y ya no vivo yo sino que Cristo vive en mí. Lo que ahora vivo en el cuerpo, lo vivo por la fe en el Hijo de Dios, quien me amó y dio su vida por mí".

—GÁLATAS 2:20

"Alabado sea Dios, Padre de nuestro Señor Jesucristo, que nos ha bendecido en las regiones celestiales con toda bendición espiritual en Cristo".

—EFESIOS 1:3

"Pido que el Dios de nuestro Señor Jesucristo, el Padre glorioso, les dé el Espíritu de sabiduría y de revelación, para que lo conozcan mejor".

—EFESIOS 1:17

"Nos dio vida con Cristo, aun cuando estábamos muertos en pecados. ¡Por gracia ustedes han sido salvados! Y en unión con Cristo Jesús, Dios nos resucitó y nos hizo sentar con él en las regiones celestiales".

—EFESIOS 2:5–6

"Pues por medio de Él tenemos acceso al Padre por un mismo Espíritu".

—Efesios 2:18

"Él nos libró del dominio de la oscuridad y nos trasladó al reino de su amado Hijo, en quien tenemos redención, el perdón de pecados".

—Colosenses 1:13–14

"A estos Dios se propuso dar a conocer cuál es la gloriosa riqueza de este misterio entre las naciones, que es Cristo en ustedes, la esperanza de gloria".

—Colosenses 1:27

"Y en Él, que es la cabeza de todo poder y autoridad, ustedes han recibido esa plenitud".

—Colosenses 2:10

"Ustedes la recibieron al ser sepultados con Él en el bautismo. En Él también fueron resucitados mediante la fe en el poder de Dios, quien lo resucitó de entre los muertos. Antes de recibir esa circuncisión, ustedes estaban muertos en sus pecados. Sin embargo, Dios nos dio vida en unión con Cristo, al perdonarnos todos los pecados".

—Colosenses 2:12–13

"Ya que han resucitado con Cristo, busquen las cosas de arriba, donde está Cristo sentado a la derecha de Dios. Concentren su atención en las cosas de arriba, no en las de la tierra, pues ustedes han muerto y su vida está escondida con Cristo en Dios. Cuando Cristo, que es la vida de ustedes, se manifieste, entonces también ustedes serán manifestados con Él en gloria".

—Colosenses 3:1–4

"Así que acerquémonos confiadamente al trono de la gracia para recibir misericordia y hallar la gracia que nos ayude en el momento que más la necesitemos".

—Hebreos 4:16

"Así Dios nos ha entregado sus preciosas y magníficas promesas para que ustedes, luego de escapar de la corrupción que hay en el mundo debido a los malos deseos, lleguen a tener parte en la naturaleza divina".

—2 Pedro 1:4

Oraciones para mantenerse firme

Querido Señor, te entrego todas mis noches sin dormir y mis días agotadores. Tú me dijiste que viniera a ti por descanso, y por eso te pido que me ayudes a encontrar descanso en ti. Ayúdame a superar el cansancio y llenarme de energía para servirte y adorarte con todo mi corazón, mente, cuerpo y fuerzas. Lléname de poder y de fortaleza para renovar mi cuerpo, mente y espíritu en ti. En el nombre de Jesús, amén.

Querido Señor, te agradezco por ayudarme a dormir. Si mi forma de vivir rompe alguna de tus reglas de salud y sabiduría, te pido que me lo reveles. Permite que mi vida esté en sintonía con tu voluntad perfecta para disfrutar de los beneficios de tu sueño santificado. Amén.

Gracias, Dios, por llevarme por el sendero de la sabiduría, porque los pasos del justo son ordenados por el Señor. Declaro que mi sueño es apacible y que me despierto renovado y fresco. En nombre de Jesús, amén.

Querido Señor, gracias por estar conmigo en todo lo que hago. Gracias por cuidarme y preocuparte por mi vida. Ayúdame a hacer los cambios que necesito en mi rutina para vivir con mayor paz. Y sobre todo, si alguna vez me siento solo en medio de la noche, déjame sentir tu presencia para recordarme que tú siempre estás allí. Amén.

Amado Dios, te agradezco porque me prometiste un sueño bendecido, tranquilo, reparador y rejuvenecedor, y porque me amas. Muéstrame qué cambios debo hacer en mi estilo de vida para acceder a las bendiciones de tu sueño. Ayúdame a desarrollar una rutina habitual de ejercicios y a seguirla una vez que comience. Te agradezco con todo mi corazón por tu inmenso amor por mí. Ayúdame a ordenar mi vida de una manera que siempre te complazca. Amén.

Padre mío, gracias por tu infinita sabiduría, que me ayuda a llevar a cabo el mejor plan para reformular mis pensamientos y mis hábitos de sueño, y así poder tener un sueño completo y reparador en ti, en cuerpo, mente y espíritu. Te agradezco que me hayas revelado estas estrategias. Ahora te ruego que me des la fuerza que necesito para aplicar las técnicas apropiadas en mi vida. Dame la motivación que necesito para hacer del descanso una prioridad. En nombre de Jesús te lo pido, amén.

Querido Dios, te pido poder disfrutar de un descanso sobrenatural que renueve mi cuerpo, mente, alma y espíritu. Acepto cargar tu yugo. Enséñame a conocerte y a caminar en tus maravillosos caminos. Si en algún momento me cuesta entrar en tu lugar de reposo, te ruego de antemano que me encuentres en medio de esa lucha y me des paz y tranquilidad, como la que tenía Jesús en la tormenta, y que pueda llegar seguro a la otra orilla. Amén.

Padre celestial, me doy cuenta de que el miedo no proviene de ti. Te pido que rompas los reductos de miedo, preocupación y ansiedad en mi vida. Recibo el poder, el amor y la mente sana que tú me prometes en tu Palabra. Confío en ti y descanso en tu paz perfecta, una paz que sobrepasa el entendimiento humano. Amén.

Dios todopoderoso, tú eres la fuente de todo el poder y la fuerza. Tú has prometido darle fuerza a tu pueblo. Por eso te pido que rompas el espíritu de pesadez y desgaste en mi cuerpo y me des conocimientos y sabiduría para comer correctamente y vivir bien. Ayúdame a superar la fatiga y el dolor, y dame energía para servirte y adorarte con todo mi corazón, mente, cuerpo y fuerzas. Dame poder para cumplir tu propósito y planes para mi vida. En ti encontraré mi descanso y mi fuerza. Amén.

Padre celestial, ayúdame a reducir el estrés en mi vida, que me roba la vitalidad y mina mi fuerza. Muéstrame cómo trabajar con mayor sabiduría, en vez de trabajar de una forma que desgaste mis fuerzas tontamente. Lléname con tu paz y descanso para renovarme en tu presencia y poder. Gracias por darme la paz que sobrepasa todo entendimiento. Amén.

Padre celestial, sé que solo tú puedes fortalecerme y guiarme para salir de este estado de fatiga, y dirigirme hacia tu fuerza y poder renovador. Te pido sabiduría para hacer las elecciones correctas que me ayuden a reducir el estrés, tener una buena nutrición, un sueño apropiado y tomar las vitaminas y suplementos adecuados para mí. Gracias por el templo de mi cuerpo, que puedo cuidar y usar para tu gloria y servicio. Lléname ahora de fortaleza. Dame paz y descanso para ser renovado diariamente y vivir una vida en abundancia según tus buenos planes para mi vida. Amén.

Amado Padre celestial, tú me creaste y estás bien consciente de las presiones y aflicciones emocionales que me rodean diariamente. Como leí en este libro, dame tu ayuda especial para alcanzar un nuevo nivel de fe y valor en ti. Te agradezco, Dios, porque antes de que mis aflicciones comenzaran tú ya habías planeado mi victoria sobre ellas. Gracias por tu Palabra maravillosa, que promete una protección especial y liberación cuando esté tentado a sentirme abrumado por circunstancias estresantes. Gracias por hacer posible que yo camine en la senda divina de la salud para todo mi ser: mi cuerpo, mi mente y mi espíritu, libre de los estragos físicos y emocionales del estrés. En el nombre de Jesús, amén.

Querido Dios, dame la disciplina y la motivación que necesito para iniciar un programa diario de ejercicios y seguirlo fielmente, y de esa forma manejar el estrés y encontrar el descanso que tú me prometiste. Gracias por tu promesa de fortalecerme en cuerpo, mente y espíritu. Amén.

Amado Señor, te entrego todos los pensamientos que me generan estrés. Renueva mi mente, ayudándome a aprender y desarrollar nuevas estrategias que me lleven a tener una mayor productividad, felicidad y paz. En el nombre de Jesús, amén.

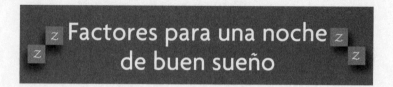

Factores para una noche de buen sueño

- Todo esfuerzo que haga para construir una vida mejor es inútil si no permanece conectado a la Vid. Comience con Dios: su Palabra, sus promesas, sus planes para usted.

- Permanecer conectado a la Vid incluye conciencia plena, gozo, perdón, risa, gratitud, confesión, oración, lectura de la Biblia y amor.

Capítulo 9

EL RETO DE LAS VEINTIÚN NOCHES DE SUEÑO DEL DR. COLBERT

T ENER UNA VIDA descansada está a su alcance. Es algo factible. ¿Lo cree usted? En este capítulo lo reto a descubrir esta verdad. Es hora de poner en práctica todos los principios de los que he hablado en este libro y ver la diferencia que pueden hacer veintiún noches de sueño perfecto.

Este reto combina metas diarias en el campo de la nutrición, el ejercicio y el sueño; además de recomendaciones para el manejo del estrés que tienen el potencial de cambiar su vida. Incluye también los principios aprobados por el Dr. Colbert para una rutina equilibrada. Considérelo como un lapso de veintiún días para crear un hábito. Incluiremos recomendaciones de ejercicios y alimentos, además de rutinas para la mañana y la noche que le ayudarán a estar más alerta durante el día y potenciarán el descanso en la noche. Incluye también un diario del sueño, practicar la gratitud diaria, declaraciones de paz para conciliar el sueño en las noches, oraciones diarias y porciones de las escrituras que lo mantendrán aferrado a Dios.

He aquí algunas recomendaciones antes de comenzar:

Hable con su médico sobre los suplementos que recomiendo en el capítulo 6. Permita que él le ayude a descubrir cuál de ellos puede funcionar mejor para su problema específico de sueño.

Planifique consumir tres comidas bien balanceadas—desayuno, almuerzo y cena—cada día; además de dos meriendas, una a mitad de mañana, y otra al final de la tarde.

Saque veintiún copias tanto del formato del diario de sueño como del diario de gratitud (que se encuentran al final de este capítulo) antes de comenzar el desafío, y manténgalas a mano durante los veintiún días.

¿Está listo? Comencemos.

DÍA 1

Mañana

- Coma un desayuno bien balanceado.
- Llene su diario del sueño sobre la noche anterior (vea el final del capítulo).
- Ejercítese durante treinta minutos.

Mitad de la mañana

- Coma una de las meriendas saludables que se mencionan en el capítulo 6, alrededor de dos a tres horas después del desayuno.

Mediodía

- Coma un almuerzo bien balanceado.
- Llene su diario de gratitud (vea el final del capítulo).

Mitad de la tarde

- Coma una de las meriendas saludables que se mencionan en el capítulo 6, alrededor de dos a tres horas después del almuerzo.

Noche

- Coma una cena bien balanceada.
- Tome el suplemento para dormir propicio o natural que haya sido aprobado por su doctor.
- Tome una taza de té Sleepytime
- Saque los aparatos electrónicos de su habitación y cierre las persianas o cortinas.
- Declare de las escrituras: "En paz me acuesto y me duermo, porque solo tú, Señor, me haces vivir confiado" (Salmo 4:8).
- Vaya a la cama a una hora predeterminada, que le permita dormir de siete a nueve horas.

DÍA 2

Mañana

- Coma un desayuno bien balanceado.
- Llene su diario de sueño sobre la noche anterior.
- Cree una lista de cosas por hacer que indique las tres prioridades más importantes del día.

Mitad de la mañana

- Coma una de las meriendas saludables que se mencionan en el capítulo 6, alrededor de dos a tres horas después del desayuno.

Mediodía

- Coma un almuerzo bien balanceado.
- Llene su diario de gratitud.
- Coma cuatro tortitas de arroz como aperitivo vespertino.

Mitad de la tarde

- Coma una de las meriendas saludables que se mencionan en el capítulo 6, alrededor de dos a tres horas después del almuerzo.

Noche

- Coma una cena bien balanceada.

- Tome un baño con sales de Epsom.

- Ordene su habitación, elimine cajas y acomode las pilas de ropa.

- Declare de las escrituras: "En vano madrugan ustedes, y se acuestan muy tarde, para comer un pan de fatigas, porque Dios concede el sueño a sus amados" (Salmo 127:2).

- Vaya a la cama a una hora predeterminada que le permita dormir de siete a nueve horas.

Día 3

Mañana

- Coma un desayuno bien balanceado.

- Llene su diario de sueño sobre la noche anterior.

- Ejercítese durante treinta minutos.

Mitad de la mañana

- Coma una de las meriendas saludables que se mencionan en el capítulo 6, alrededor de dos a tres horas después del desayuno.

Mediodía

- Coma un almuerzo bien balanceado.

- Llene su diario de gratitud.

Mitad de la tarde

- Coma una de las meriendas saludables que se mencionan en el capítulo 6, alrededor de dos a tres horas después del almuerzo.

Noche

- Coma una cena bien balanceada.
- Tome el suplemento para dormir propicio o natural que haya sido aprobado por su doctor.
- Apague todas las pantallas (televisor, computadora, teléfono) una hora antes de dormir.
- Declare de las escrituras: "Al acostarte, no tendrás temor alguno; te acostarás y dormirás tranquilo" (Pr. 3:24).
- Vaya a la cama a una hora predeterminada que le permita dormir de siete a nueve horas.

DÍA 4

Mañana

- Coma un desayuno bien balanceado.
- Llene su diario de sueño sobre la noche anterior.
- Revise la lista de los diez pensamientos distorsionados (ver el capítulo 7) y determine cuál es el que más lo afecta en ese momento. Piense cómo lo puede replantear a la luz de su circunstancia actual.

Mitad de la mañana

- Coma una de las meriendas saludables que se mencionan en el capítulo 6, alrededor de dos a tres horas después del desayuno.

Mediodía

- Coma un almuerzo bien balanceado.
- Llene su diario de gratitud.

Mitad de la tarde

- Coma una de las meriendas saludables que se mencionan en el capítulo 6, alrededor de dos a tres horas después del almuerzo.

Noche

- Coma una cena bien balanceada.
- Tome el suplemento para dormir propicio o natural que haya sido aprobado por su doctor.
- Evalúe la calidad de su almohada y de su colchón para determinar si necesita reemplazarlos.
- Declare de las escrituras: "Al de carácter firme lo guardarás en perfecta paz, porque en ti confía" (Is. 26:3).
- Vaya a la cama a una hora predeterminada que le permita dormir de siete a nueve horas.

Día 5

Mañana

- Coma un desayuno bien balanceado.
- Llene su diario de sueño sobre la noche anterior
- Ejercítese durante treinta minutos.

Mitad de la mañana

- Coma una de las meriendas saludables que se mencionan en el capítulo 6, alrededor de dos a tres horas después del desayuno.

Mediodía

- Coma un almuerzo bien balanceado.
- Llene su diario de gratitud.
- Tome una siesta.

Mitad de la tarde

- Coma una de las meriendas saludables que se mencionan en el capítulo 6, alrededor de dos a tres horas después del almuerzo.

Noche

- Coma una cena bien balanceada.
- Tome el suplemento para dormir propicio o natural que haya sido aprobado por su doctor.
- Opte por no ver ni leer las noticias nocturnas.
- Declare de las escrituras: "Vengan a mí todos ustedes que están cansados y agobiados, y yo les daré descanso" (Mt. 11:28).
- Vaya a la cama a una hora predeterminada que le permita dormir de siete a nueve horas.

DÍA 6

Mañana

- Coma un desayuno bien balanceado.
- Llene su diario de sueño sobre la noche anterior.

- Revise algún proyecto importante que tenga en el momento. ¿Cuáles son los pasos más importantes que debe seguir para terminarlo? Escríbalos y luego enumérelos en el orden en que debe realizarlos. Escoja hoy un paso que pueda dar hacia la realización de la primera parte de su proyecto y asegúrese de terminarlo.

Mitad de la mañana

- Coma una de las meriendas saludables que se mencionan en el capítulo 6, alrededor de dos a tres horas después del desayuno.

Mediodía

- Coma un almuerzo bien balanceado.
- Llene su diario de gratitud.

Mitad de la tarde

- Coma una de las meriendas saludables que se mencionan en el capítulo 6, alrededor de dos a tres horas después del almuerzo.

Noche

- Coma una cena bien balanceada.
- Tome el suplemento para dormir propicio o natural que haya sido aprobado por su doctor.
- Evalúe su habitación. ¿Qué más necesita cambiar para convertirla en un sitio agradable para dormir? ¿Qué puede hacer para lograrlo?
- Declare de las escrituras: "La paz les dejo; mi paz les doy. Yo no se la doy a ustedes como la

da el mundo. No se angustien ni se acobarden"
(Jn. 14:27).

- Vaya a la cama a una hora predeterminada que
le permita dormir de siete a nueve horas.

DÍA 7

Mañana

- Coma un desayuno bien balanceado.
- Llene su diario de sueño sobre la noche anterior.
- Ejercítese durante treinta minutos.

Mitad de la mañana

- Coma una de las meriendas saludables que se
mencionan en el capítulo 6, alrededor de dos a
tres horas después del desayuno.

Mediodía

- Coma un almuerzo bien balanceado.
- Llene su diario de gratitud.

Mitad de la tarde

- Coma una de las meriendas saludables que se
mencionan en el capítulo 6, alrededor de dos a
tres horas después del almuerzo.

Noche

- Coma una cena bien balanceada.
- Tome el suplemento para dormir propicio o
natural que haya sido aprobado por su doctor.
- Declare de las escrituras: "Destruimos
argumentos y toda altivez que se levanta contra

el conocimiento de Dios, y llevamos cautivo todo pensamiento para que se someta a Cristo" (2 Co. 10:5).

- Vaya a la cama a una hora predeterminada que le permita dormir de siete a nueve horas.

Día 8

Mañana

- Coma un desayuno bien balanceado.
- Llene su diario de sueño sobre la noche anterior.
- Revise su ingesta diaria de cafeína. Basándose en la información suministrada en el capítulo 3 sobre la cafeína, ¿qué ajustes le debe hacer a su consumo de cafeína? ¿Se comprometerá a hacerlo?

Mitad de la mañana

- Coma una de las meriendas saludables que se mencionan en el capítulo 6, alrededor de dos a tres horas después del desayuno.

Mediodía

- Coma un almuerzo bien balanceado.
- Llene su diario de gratitud.
- Dedique unos minutos a pensar en la prueba de los "seis meses de vida" (vea el capítulo 8). Si le quedaran solo seis meses de vida, ¿qué sería lo más importante para usted?

Mitad de la tarde

- Coma una de las meriendas saludables que se mencionan en el capítulo 6, alrededor de dos a tres horas después del almuerzo.

Noche

- Coma una cena bien balanceada.

- Tome el suplemento para dormir propicio o natural que haya sido aprobado por su doctor.

- Disfrute una taza de té Sleepytime antes de dormir.

- Declare de las escrituras: "No se inquieten por nada; más bien, en toda ocasión, con oración y ruego, presenten sus peticiones a Dios y denle gracias. Y la paz de Dios, que sobrepasa todo entendimiento, cuidará sus corazones y sus pensamientos en Cristo Jesús" (Flp. 4:6-7).

- Vaya a la cama a una hora predeterminada, que le permita dormir de siete a nueve horas.

DÍA 9

Mañana

- Coma un desayuno bien balanceado.

- Llene su diario de sueño sobre la noche anterior.

- Ejercítese durante treinta minutos.

Mitad de la mañana

- Coma una de las meriendas saludables que se mencionan en el capítulo 6, alrededor de dos a tres horas después del desayuno.

Mediodía

- Coma un almuerzo bien balanceado.
- Llene su diario de gratitud.

Mitad de la tarde

- Coma una de las meriendas saludables que se mencionan en el capítulo 6, alrededor de dos a tres horas después del almuerzo.

Noche

- Coma una cena bien balanceada.
- Tome el suplemento para dormir propicio o natural que haya sido aprobado por su doctor.
- ¿Los ruidos dentro o fuera de su casa evitan que usted duerma bien? Analice si es necesario adquirir un par de tapones para los oídos.
- Declare de las escrituras: "Pues Dios no nos ha dado un espíritu de timidez, sino de poder, de amor y de dominio propio" (2 Tim. 1:7).
- Vaya a la cama a una hora predeterminada que le permita dormir de siete a nueve horas.

Día 10

Mañana

- Coma un desayuno bien balanceado.
- Llene su diario de sueño sobre la noche anterior.
- Revise si hay alguna circunstancia física, como una lesión, ronquidos, aumento de peso, terrores nocturnos, sonambulismo, etcétera, que pueda estar perturbando su sueño. ¿Requiere

ese problema la ayuda de un médico? Si es así, haga una cita hoy mismo.

Mitad de la mañana

- Coma una de las meriendas saludables que se mencionan en el capítulo 6, alrededor de dos a tres horas después del desayuno.

Mediodía

- Coma un almuerzo bien balanceado.
- Llene su diario de gratitud.
- Compre los tapones para los oídos, si es necesario.

Mitad de la tarde

- Coma una de las meriendas saludables que se mencionan en el capítulo 6, alrededor de dos a tres horas después del almuerzo.

Noche

- Coma una cena bien balanceada.
- Tome el suplemento para dormir propicio o natural que haya sido aprobado por su doctor.
- Piense en el origen de los azúcares en su dieta, ¿Necesita reducir su ingesta de azúcar? ¿Cómo se puede comprometer a lograrlo? ¿Con qué alimentos la reemplazará?
- Declare de las escrituras: "En tal reposo entramos los que somos creyentes" (Heb. 4:3).
- Vaya a la cama a una hora predeterminada que le permita dormir de siete a nueve horas.

Día 11

Mañana

- Coma un desayuno bien balanceado.
- Llene su diario de sueño sobre la noche anterior.
- Ejercítese durante treinta minutos.

Mitad de la mañana

- Coma una de las meriendas saludables que se mencionan en el capítulo 6, alrededor de dos a tres horas después del desayuno.

Mediodía

- Coma un almuerzo bien balanceado.
- Llene su diario de gratitud.
- Almuerce al aire libre, bajo la sombra de un árbol.

Mitad de la tarde

- Coma una de las meriendas saludables que se mencionan en el capítulo 6, alrededor de dos a tres horas después del almuerzo.

Noche

- Coma una cena bien balanceada.
- Tome el suplemento para dormir propicio o natural que haya sido aprobado por su doctor.
- Tome un baño con aceite de lavanda.
- Declare de las escrituras: "Dulce es el sueño del trabajador, coma mucho o coma poco; pero al rico no lo deja dormir la abundancia" (Ecl. 5:12, RVR1960).

- Vaya a la cama a una hora predeterminada que le permita dormir de siete a nueve horas.

Día 12

Mañana

- Coma un desayuno bien balanceado.
- Llene su diario de sueño sobre la noche anterior.
- Tome unos minutos para reflexionar en el progreso de su plan de veintiún días hasta ahora. ¿Qué beneficios ha obtenido? ¿Qué ha sido lo más difícil?

Mitad de la mañana

- Coma una de las meriendas saludables que se mencionan en el capítulo 6, alrededor de dos a tres horas después del desayuno.

Mediodía

- Coma un almuerzo bien balanceado.
- Llene su diario de gratitud.
- Revise su ingesta de alcohol bajo los criterios del capítulo 3. ¿Necesita hacer ajustes en su consumo? ¿Qué cambios se comprometerá a hacer en este sentido?

Mitad de la tarde

- Coma una de las meriendas saludables que se mencionan en el capítulo 6, alrededor de dos a tres horas después del almuerzo.

Noche

- Coma una cena bien balanceada.

- Tome el suplemento para dormir propicio o natural que haya sido aprobado por su doctor.

- Disfrute una ración de galletas integrales bajas en grasa, con una cucharada de mantequilla de maní antes de dormir.

- Declare de las escrituras: "Echando toda vuestra ansiedad sobre él, porque él tiene cuidado de vosotros" (1 P. 5:7, RVR1960).

- Vaya a la cama a una hora predeterminada que le permita dormir de siete a nueve horas.

Día 13

Mañana

- Coma un desayuno bien balanceado.
- Llene su diario de sueño sobre la noche anterior.
- Ejercítese durante treinta minutos.

Mitad de la mañana

- Coma una de las meriendas saludables que se mencionan en el capítulo 6, alrededor de dos a tres horas después del desayuno.

Mediodía

- Coma un almuerzo bien balanceado.
- Llene su diario de gratitud.
- Pase la hora del almuerzo totalmente concentrado en el momento presente, practicando la conciencia plena (vea el capítulo 8).

Mitad de la tarde

- Coma una de las meriendas saludables que se mencionan en el capítulo 6, alrededor de dos a tres horas después del almuerzo.

Noche

- Coma una cena bien balanceada.

- Tome el suplemento para dormir propicio o natural que haya sido aprobado por su doctor.

- Baje las luces de su casa a la vez que se oculta el sol en el horizonte.

- Declare de las escrituras: "Porque satisfaré al alma cansada, y saciaré a toda alma entristecida" (Jer. 31:25, RVR1960).

- Vaya a la cama a una hora predeterminada que le permita dormir de siete a nueve horas.

DÍA 14

Mañana

- Coma un desayuno bien balanceado.

- Llene su diario de sueño sobre la noche anterior.

- Aparte unos minutos para pensar en la presencia de la fe en su vida. ¿De qué manera ejercita su fe? ¿Está pidiendo Dios más fe de su parte?

Mitad de la mañana

- Coma una de las meriendas saludables que se mencionan en el capítulo 6, alrededor de dos a tres horas después del desayuno.

Mediodía

- Coma un almuerzo bien balanceado.
- Llene su diario de gratitud.
- Dese un masaje.

Mitad de la tarde

- Coma una de las meriendas saludables que se mencionan en el capítulo 6, alrededor de dos a tres horas después del almuerzo.

Noche

- Coma una cena bien balanceada.
- Tome el suplemento para dormir propicio o natural que haya sido aprobado por su doctor.
- Esta noche, use su cama solo para actividades relacionadas con el sueño: nada de leer, comer, trabajar, ni preocuparse en la cama.
- Declare de las escrituras: "Porque, ¿quién conoció la mente del Señor? ¿Quién le instruirá? Más nosotros tenemos la mente de Cristo" (1 Co. 2:16, RVR1960).
- Vaya a la cama a una hora predeterminada que le permita dormir de siete a nueve horas.

Día 15

Mañana

- Coma un desayuno bien balanceado.
- Llene su diario de sueño sobre la noche anterior.
- Ejercítese durante treinta minutos.

Mitad de la mañana

- Coma una de las meriendas saludables que se mencionan en el capítulo 6, alrededor de dos a tres horas después del desayuno.

Mediodía

- Coma un almuerzo bien balanceado.
- Llene su diario de gratitud.
- Tome una siesta.

Mitad de la tarde

- Coma una de las meriendas saludables que se mencionan en el capítulo 6, alrededor de dos a tres horas después del almuerzo.

Noche

- Coma una cena bien balanceada.
- Tome el suplemento para dormir propicio o natural que haya sido aprobado por su doctor.
- Tome una cena de moderada de tamaño razonable.
- Declare de las escrituras: "¿O ignoráis que vuestro cuerpo es templo del Espíritu Santo, el cual está en vosotros, el cual tenéis de Dios, y que no sois vuestros? Porque habéis sido comprados por precio; glorificad, pues, a Dios en vuestro cuerpo y en vuestro espíritu, los cuales son de Dios" (1 Co. 6:19-20, RVR1960).
- Vaya a la cama a una hora predeterminada que le permita dormir de siete a nueve horas.

Día 16

Mañana

- Coma un desayuno bien balanceado.

- Llene su diario de sueño sobre la noche anterior.

- ¿Qué preocupaciones tiene hoy en su mente?
  Tome unos minutos para entregarle esas
  preocupaciones a Dios.

Mitad de la mañana

- Coma una de las meriendas saludables que se
  mencionan en el capítulo 6, alrededor de dos a
  tres horas después del desayuno.

Mediodía

- Coma un almuerzo bien balanceado.

- Llene su diario de gratitud.

- Aparte unos minutos para reflexionar en
  las maneras en que usted demuestra o no
  demuestra amor en este momento. ¿Cómo
  puede practicar el ser más amoroso?

Mitad de la tarde

- Coma una de las meriendas saludables que se
  mencionan en el capítulo 6, alrededor de dos a
  tres horas después del almuerzo.

Noche

- Coma una cena bien balanceada.

- Tome el suplemento para dormir propicio o
  natural que haya sido aprobado por su doctor.

- ¿Cómo está la temperatura de su habitación? ¿Necesita colocar un ventilador o un mejor sistema de ventilación?

- Declare de las escrituras: "La paz os dejo, mi paz os doy; yo no os la doy como el mundo la da. No se turbe vuestro corazón, ni tenga miedo" (Jn. 14:27, RVR1960).

- Vaya a la cama a una hora predeterminada que le permita dormir de siete a nueve horas.

DÍA 17

Mañana

- Coma un desayuno bien balanceado.
- Llene su diario de sueño sobre la noche anterior.
- Ejercítese durante treinta minutos.

Mitad de la mañana

- Coma una de las meriendas saludables que se mencionan en el capítulo 6, alrededor de dos a tres horas después del desayuno.

Mediodía

- Coma un almuerzo bien balanceado.
- Llene su diario de gratitud.
- Piense en su próximo día libre, y permítase considerarlo como un sabbat. Haga una lista de las actividades relajantes que realizará ese día.

Mitad de la tarde

- Coma una de las meriendas saludables que se mencionan en el capítulo 6, alrededor de dos a tres horas después del almuerzo.

Noche

- Coma una cena bien balanceada.

- Tome el suplemento para dormir propicio o natural que haya sido aprobado por su doctor.

- Escuche música relajante antes de dormir.

- Declare de las escrituras: "Bendito sea el Dios y Padre de nuestro Señor Jesucristo, que nos bendijo con toda bendición espiritual en los lugares celestiales en Cristo" (Ef. 1:3).

- Vaya a la cama a una hora predeterminada que le permita dormir de siete a nueve horas.

Día 18

Mañana

- Coma un desayuno bien balanceado.

- Llene su diario de sueño sobre la noche anterior.

- Reflexione en aquello que está creando el mayor estrés en su vida actualmente. ¿Qué puede hacer para cambiar esa situación, tanto en el sentido de replanteársela como de realizar una mejor elección?

Mitad de la mañana

- Coma una de las meriendas saludables que se mencionan en el capítulo 6, alrededor de dos a tres horas después del desayuno.

Mediodía

- Coma un almuerzo bien balanceado.
- Llene su diario de gratitud.
- Realice algunos ejercicios de estiramiento.

Mitad de la tarde

- Coma una de las meriendas saludables que se mencionan en el capítulo 6, alrededor de dos a tres horas después del almuerzo.

Noche

- Coma una cena bien balanceada.
- Tome el suplemento para dormir propicio o natural que haya sido aprobado por su doctor.
- Practique la respiración abdominal.
- Declare de las escrituras: "Si, pues, habéis resucitado con Cristo, buscad las cosas de arriba, donde está Cristo sentado a la diestra de Dios. Poned la mira en las cosas de arriba, no en las de la tierra. Porque habéis muerto y vuestra vida está escondida con Cristo en Dios. Cuando Cristo, vuestra vida, se manifieste, entonces vosotros también seréis manifestados con él en gloria" (Col. 3:1-4, RVR1960).
- Vaya a la cama a una hora predeterminada que le permita dormir de siete a nueve horas.

Día 19

Mañana

- Coma un desayuno bien balanceado.
- Llene su diario de sueño sobre la noche anterior.
- Ejercítese durante treinta minutos.

Mitad de la mañana

- Coma una de las meriendas saludables que se mencionan en el capítulo 6, alrededor de dos a tres horas después del desayuno.

Mediodía

- Coma un almuerzo bien balanceado.
- Llene su diario de gratitud.

Mitad de la tarde

- Coma una de las meriendas saludables que se mencionan en el capítulo 6, alrededor de dos a tres horas después del almuerzo.

Noche

- Coma una cena bien balanceada.
- Tome el suplemento para dormir propicio o natural que haya sido aprobado por su doctor.
- Cuéntese algunos chistes con alguien que ame, para reír un poco.
- Declare de las escrituras: "Acerquémonos, pues, confiadamente al trono de la gracia, para alcanzar misericordia y hallar gracia para el oportuno socorro" (Heb. 4:16, RVR1960).

- Vaya a la cama a una hora predeterminada que le permita dormir de siete a nueve horas.

DÍA 20

Mañana

- Coma un desayuno bien balanceado.
- Llene su diario de sueño sobre la noche anterior.
- Revise los diez pensamientos distorsionados (vea el capítulo 7). ¿Cuál de ellos está activo su mente en este día en particular? ¿Cómo puede replantearlo hacia un estado mental más sano?

Mitad de la mañana

- Coma una de las meriendas saludables que se mencionan en el capítulo 6, alrededor de dos a tres horas después del desayuno.

Mediodía

- Coma un almuerzo bien balanceado.
- Llene su diario de gratitud.

Mitad de la tarde

- Coma una de las meriendas saludables que se mencionan en el capítulo 6, alrededor de dos a tres horas después del almuerzo.

Noche

- Coma una cena bien balanceada.
- Tome el suplemento para dormir propicio o natural que haya sido aprobado por su doctor.
- Practique la relajación progresiva de los músculos antes de dormir.

- Declare de las escrituras: "Por tanto, queda un reposo para el pueblo de Dios" (Heb. 4:9, RVR1960).

- Vaya a la cama a una hora predeterminada que le permita dormir de siete a nueve horas.

DÍA 21

Mañana

- Coma un desayuno bien balanceado.

- Llene su diario de sueño sobre la noche anterior.

- Ejercítese durante treinta minutos.

Mitad de la mañana

- Coma una de las meriendas saludables que se mencionan en el capítulo 6, alrededor de dos a tres horas después del desayuno.

Mediodía

- Coma un almuerzo bien balanceado.

- Tome una siesta.

Mitad de la tarde

- Coma una de las meriendas saludables que se mencionan en el capítulo 6, alrededor de dos a tres horas después del almuerzo.

Noche

- Coma una cena bien balanceada.

- Tome el suplemento para dormir propicio o natural que haya sido aprobado por su doctor.

- Haga un ejercicio de visualización antes de dormir, imaginándose en el ambiente más relajante posible.

- Declare de las escrituras: "He aquí, no se adormecerá ni dormirá el que guarda a Israel" (Sal. 121:4, RVR1960).

- Vaya a la cama a una hora predeterminada que le permita dormir de siete a nueve horas.

DIARIO DE SUEÑO

DÍA	HORA DE DORMIR	HORA DE DESPERTARSE	N° DE HORAS DE SUEÑO	ME SENTÍ…	NOTAS
1					
2					
3					
4					
5					
6					
7					
8					
9					
10					
11					
12					
13					
14					
15					
16					
17					
18					
19					
20					
21					

DIARIO DE GRATITUD

DÍA	HOY ME SIENTO AGRADECIDO POR...
1	
2	
3	
4	
5	
6	
7	
8	
9	
10	
11	
12	
13	
14	
15	
16	
17	
18	
19	
20	
21	

El veredicto

¿Cómo le fue en este reto de tres semanas? ¿Incorporó a su vida comportamientos que se han convertido en nuevos hábitos? ¿Mejoró su sueño? ¿Encontró un ritmo de vida que promueve mayor descanso y tranquilidad?

Recuerde que la meta es volver nuestras vidas a Dios de una manera que nos "asegure el sueño" diariamente. Se necesita una mezcla de alimentación saludable y consciente, ejercicios y ganas de hacerlo. ¡Esta es la vida que Dios quiere para usted! Siga reclamándola todos los días. Es un estilo de vida que le garantizará calma y noches de descanso. ¡Descanse tranquilo!

NOTAS

Introducción
La generación Red Bull

1. Thomas H. Davenport y John C. Peck, *The Attention Economy* (Boston, MA: Harvard Business School Press, 2001), en Paul Pearsall, *Toxic Success* (Makawao, Hawaii: Inner Ocean Publishing, 2002), p. 68.
2. Dave Ramsey, *The Total Money Makeover* (Nashville, TN: Thomas Nelson, Inc., 2003), p. 19.
3. Ramsey, *The Total Money Makeover*, p. 23.
4. Pearsall, *Toxic Success*, p. 68; ver también Divorce Rates, http://www.divorcereform.org/rates.html (consultado en línea el 2 de enero de 2015).
5. David Hinckley, "Average American watches 5 hours of TV per day, report shows", Daily News, http://www.nydailynews.com/life-style/average-american-watches-5-hours-tv-day-article-1.1711954 (consultado en línea el 2 de enero de 2009).
6. Doc Childre y Deborah Rozman, PhD, *Overcoming Emotional Chaos* (San Diego, CA: Jodere Group, Inc., 2002), p. 226.
7. División de Medicina del Sueño de la Facultad de Medicina de Harvard, "Judgment and Safety", http://healthysleep.med.harvard.edu/need-sleep/whats-in-it-for-you/judgment-safety#2 (consultado en línea el 2 de enero de 2015).

Capítulo 1
¿Por qué necesito dormir?

1. CNN.com, "Lack of Sleep America's Top Health Problem, Doctors Say", Health Story Page, 17 de marzo de 1997, http://www.cnn.com/HEALTH/9703/17/nfm/sleep.deprivation/ (consultado en línea el 2 de enero de 2015).

2. CNN.com Transcripts, "Clinton Pardons: House Government Reform Committee Questions Former Clinton Aides", acontecimiento especial transmitido el 1 de marzo de 2001, http://transcripts.cnn.com/TRANSCRIPTS/0103/01/se.16.html (consultado en línea el 2 de enero de 2015).

3. Jeanne Wright, "A Short Trip From Fatigue to Felony", *Los Angeles Times*, 16 de febrero de 2005, http://articles.latimes.com/2005/feb/16/autos/hy-wheels16 (consultado en línea el 2 de enero de 2015).

4. Lawrence J. Epstein, MD, with Steven Mardon, *The Harvard Medical School Guide to a Good Night's Sleep* (Nueva York: McGraw-Hill, 2007), p. 4.

5. *Ibíd.*, p. 5.

6. *Ibíd.*, p. 4.

7. Insomnia911.com, "Insomnia Statistics", http://www.insomnia911.com/insomnia-facts/statistics.htm (consultado en línea el 2 de enero de 2015).

8. National Heart Lung and Blood Institute, "Insomnia: Who Is at Risk for Insomnia?" Insomnia in Women and African Americans, http://www.nhlbi.nih.gov/health/health-topics/topics/inso/atrisk (consultado en línea el 2 de enero de 2015).

9. Insomnia911.com, "Insomnia Statistics".

10. *Ibíd.*
11. Insomnia911.com, "Insomnia Statistics".
12. *Ibíd.*
13. Delta Sleep Labs, "Facts and Statistics", http://delta sleeplabs.com/Facts_and_Statistics.html (consultado en línea el 2 de enero de 2015).
14. *Ibíd.*
15. *Ibíd.*
16. Gregg D. Jacobs, *Say Good Night to Insomnia* (Nueva York: Henry Holt and Company, LLC, 1998), p. 21.
17. Texas Sleep Medicine, "Insomnia", http://www.txsleep medicine.com/department/insomnia/ (visitada el 2 de enero de 2015).
18. Committee on Sleep Medicine and Research, *Sleep Disorders and Sleep Deprivation: An Unmet Public Health Problem*, The Institute of Medicine, 4 de abril de 2006, press release, http://www.iom.edu/reports/2006/sleep-disorders-and-sleep-deprivation -an-unmet-public-health-problem.aspx (consultado en línea el 2 de enero de 2015).
19. Stephanie Saul, "Record Sales of Sleeping Pills Are Causing Worries", *New York Times*, 7 de febrero de 2006, http://www.nytimes.com/2006/02/07/business/07sleep.html?ex=1156305600&en=b3db11459 ac65eff&ei=5070 (consultado en línea el 5 de enero de 2015).
20. National Sleep Foundation, "2000 Omnibus Sleep in America Poll", 1522 K Street NW, Suite 500, Washington, D.C., 20005.
21. Ibíd.

22. Kelly Myers, lecture notes for Psyc 2000 001, Universidad Estatal de Louisiana, 30 de agosto de 2001, http://chancely29.tripod.com/lsunotes/id2.html (visitada el 5 de enero de 2015).

23. American Psychological Association, "Why Sleep Is Important and What Happens When You Don't Get Enough", http://www.apa.org/topics/whysleep.html (consultado en línea el 5 de enero de 2015).

24. *Ibíd.*

25. K. Spiegle, R. Leproult y E. Van Cauter, "Impact of Sleep Debt on Metabolic and Endocrine Function", Lancet 354 (23 de octubre de 1999): pp. 1435–1439, citado en "Backgrounder: Why Sleep Matters", http://sleepfoundation.org/how-sleep-works/how-much-sleep-do-we-really-need/page/0%2C1/ (consultado en línea el 5 de enero de 2015). p. 26.

26. Epstein, *The Harvard Medical School Guide to a Good Night's Sleep*, p. 6.

27. *Ibíd.*, p. 35.

28. A. A. Kuo, "Does Sleep Deprivation Impair Cognitive and Motor Performance as Much as Alcohol Intoxication?" *Western Journal of Medicine* 3, nº 174 (1 de marzo de 2001): p. 180, citado en "Backgrounder: Why Sleep Matters", http://www.sleepfoundation.org/NSAW/pk_background.cfm (consultado en línea el 10 de febrero de 2015).

29. Stephenie Overman, "Rise and Sigh—Sleep Deprivation", *HR Magazine*, mayo de 1999, http://www.findarticles.com/p/articles/mi_m3495/is_5_44/ai_54711192 (visitada el 16 de febrero de 2006).

30. Summary of Findings, National Sleep Foundation 2005 Sleep in America Poll.

31. *APA Online*, "Why Sleep Is Important and What Happens When You Don't Get Enough", http://www.apa .org/topics/sleep/why.aspx (consultado en línea el 5 de enero de 2015).

32. Shawn M. Talbott, PhD, *The Cortisol Connection* (Alameda, CA: Hunter House 2002), pp. 52–54.

33. Don Colbert, MD, "7 Pillars of Health" presentación en PowerPoint; también, Summary of Findings, National Sleep Foundation 2005 Sleep in America Poll.

34. Circadian Technologies, Inc., "5 Negative Effects of High Overtime Levels", 2014 Health Study Release, http://www.circadian.com/blog/item/22-5-negative -effects-of-high-overtime-levels.html?tmpl=component &print=1#.VKrE3yvF-So (consultado en línea el 5 de enero de 2015).

35. WebMD.com, "Physical Side Effects of Oversleeping", Sleep Disorders Health Center, http://www.webmd .com/sleep-disorders/guide/physical-side-effects-over sleeping (visitada el 5 de enero de 2015).

36. *Ibíd.*

37. *Ibíd.*

38. WebMD.com, "Older Women's Stroke Risk Linked to Sleep", Stroke Health Center, http://www.webmd.com /stroke/news/20080717/older-womens-stroke-risk-linked -to-sleep (consultado en línea el 5 de enero de 2015).

39. Maria Thomas et al., "Neural Basis of Alertness and Cognitive Performance Impairments During Sleepiness: I. Effects of 24 h of Sleep Deprivation on Waking

Human Regional Brain Activity", *Journal of Sleep Research* 9, n°. 4 (dciembre de 2000): pp. 335–352.

40. Summary of Findings, National Sleep Foundation 2005 Sleep in America Poll, http://sleepfoundation.org/sites/default/files/2005_summary_of_findings.pdf (consultado en línea el 5 de enero de 2015).

Capítulo 2
La arquitectura del sueño

1. National Sleep Foundation, http://sleepfoundation.org/how-sleep-works/how-much-sleep-do-we-really-need (consultado en línea el 5 de enero de 2015).

2. Anna H. Wu, Renwei Wang, Woon-Puay Koh, et al., "Sleep Duration, Melatonin, and Breast Cancer Among Chinese Women in Singapore", *Carcinogenesis* 29, n°. 6 (2008): pp. 1244–1248, http://carcin.oxfordjournals.org/cgi/content/full/29/6/1244 (consultado en línea el 5 de enero de 2015).

3. Ron Chepesiuk, "Missing the Dark: Health Effects of Light Pollution", *Environmental Health Perspectives* 117, n°. 1 (enero de 2009), http://ehp.niehs.nih.gov/117-a20/ (consultado en línea el 5 de enero de 2015).

4. Press Release, "IARC Monographs Programme Finds Cancer Hazards Associated With Shiftwork, Painting and Firefighting", The International Agency for Research on Cancer, 5 de diembre de 2007, http://www.iarc.fr/en/media-centre/pr/2007/pr180.html (consultado en línea el 5 de enero de 2015).

5. Profesor Russel Reiter, Universidad de Texas, "Increase in childhood leukaemia may be due to increased light at night", Children With Leukemia,

septiembre de 2004, http://www.childrenwithcancer
.org.uk/News/increase-in-childhood-leukaemia-may
-be-due-to-increased-light-at-night (consultado en
línea el 12 de agosto de 2009).

Capítulo 3
¿Qué le impide dormir bien en las noches?

1. Dr. Gregg D. Jacobs, "Lifestyle Practices That Can Improve Sleep (Parte 2)", Talk About Sleep, http://www
.talkaboutsleep.com/lifestyle-practices-that-can-improve
-sleep-part-ii (consultado en línea el 6 de enero de 2015).
2. Max Hirshkowitz y Patricia B. Smith, *Sleep Disorders for Dummies* (Hoboken, NJ: Wiley Publishing, Inc., 2004), p. 184.
3. The Sleep Well, "Radio Frequency (RF) Procedure or Somnoplasty", Sleep Apnea Information and Resources, http://www.stanford.edu/~dement/apnea.html (consultado en línea el 6 de enero de 2015).
4. Don Colbert, MD, "7 Pillars of Health".
5. Algunos de los puntos de esta lista han sido adaptados de la publicación del Centro Médico de la Universidad de Maryland: "Insomnia—Treatment: Sleep Hygiene Tips".

Capítulo 4
Trastornos del sueño

1. Asociación de Psicología de Estados Unidos, "Why Sleep Is Important and What Happens When You Don't Get Enough", http://www.apa.org/topics/why sleep.html (consultado en línea el 6 de enero de 2015).

2. Isntituto nacional del Corazón, el Pulmón y la Sangre: "What Is Insomnia?". Departamento de Salud y Servicios Humanos de Estados Unidos, http://www.nhlbi .nih.gov/health/dci/Diseases/inso/inso_whatis.html (consultado en línea el 11 de agosto de 2009).

3. SleepMed.md, "Sleep Disorders: Sleep Statistics".

4. H. Klar Yaggi, John Concato, Walter N. Kernan, et al., "Obstructive Sleep Apnea as a Risk Factor for Stroke and Death", *New England Journal of Medicine* 353, nº. 19 (10 de noviembre de 2005): pp. 2034–2041, cita extraída accesada en: http://content.nejm.org/cgi/content /short/353/19/2034 (visitada el 6 de enero de 2015).

5. Associated Press, "Sleep Apnea May Have Contributed to Death", ESPN.com, 28 de diciembre de 2004, http://sports.espn.go.com/nfl/news/story?id=1953876 (consultado en línea el 6 de enero de 2015).

6. Carlos H. Schenck, MD, *Sleep* (Nueva York: Avery, 2008), p. 36.

7. Asociación Estadounidense del Sueño, "Sleep Apnea", http://www.sleepassociation.org/patients-general -public/sleep-apnea/what-is-sleep-apnea/ (consultado en línea el 6 de enero de 2015).

8. Medline Plus, "Obstructive Sleep Apnea", http://www .nlm.nih.gov/medlineplus/ency/article/000811.htm (visitada el 6 de enero de 2015).

9. SleepMed.md, "Sleep Disorders: Sleep Statistics".

10. Instituto Nacional de Trastornos Neurológicos y Derrames Cerebrales, "Narcolepsy Fact Sheet", http://www .ninds.nih.gov/disorders/narcolepsy/detail_narcolepsy .htm#58833201 (consultado en línea el 6 de enero de 2015).

11. Epstein, *The Harvard Medical School Guide to a Good Night's Sleep*, p. 157.

12. *Ibíd.*

13. Instituto Nacional de Trastornos Neurológicos y Derrames Cerebrales, "Restless Legs Syndrome Fact Sheet", http://www.ninds.nih.gov/disorders/restless_legs/detail_restless_legs.htm (visitada el 6 de enero de 2015).

14. Epstein, *The Harvard Medical School Guide to a Good Night's Sleep*, p. 147.

15. Herbert Ross y Keri Brenner, *Alternative Medicine Magazine's Definitive Guide to Sleep Disorders* (Berkeley, CA: Celestial Arts, 2000, 2007), p. 27.

16. Hirshkowitz y Smith, *Sleep Disorders for Dummies*, p. 254.

17. Epstein, *The Harvard Medical School Guide to a Good Night's Sleep*, p. 171.

18. Ibíd., p. 169.

19. Hirshkowitz y Smith, *Sleep Disorders for Dummies*, pp. 237–238.

20. Epstein, *The Harvard Medical School Guide to a Good Night's Sleep*, p. 179.

21. *Ibíd.*, pp. 172–173.

22. *Ibíd.*, pp. 173–174.

Capítulo 5
Terapias preventivas para conciliar el sueño

1. Hara Estroff Marano, "New Light on Seasonal Depression", *Psychology Today*, 1 de noviembre de 2003, http://www.psychologytoday.com/articles/200311/

new-light-seasonal-depression (consultado en línea el 6 de enero de 2015).

2. Si desea más información sobre los distintos tipos de luces o de cajas de luces, llame a la empresa SunBox al número: (800) 548-3968 [en inglés] o a Environmental Lighting Concepts, Inc. (OttLite Technology) al (301) 869-5980 [en inglés].

3. S. Lynne Walker, "More Americans Are Waking Up to the Benefits of Midday Snooze", SignOnSanDiego.com, 4 de septiembre de 2007, http://www.signon sandiego.com/news/nation/20070924-9999-1n24sleep .html (visitada el 6 de enero de 2015).

4. Centro Médico de la Universidad de Maryland, "Insomnia—Treatment: Behavioral Therapy Methods", http://www.umm.edu/patiented/articles/what _behavioral_other_non-drug_treatments_insomnia _000027_7.htm (consultado en línea el 12 de agosto de 2009).

5. Edmund Jacobson, *Progressive Relaxation*, 3ª rev. ed. (Chicago, IL: University of Chicago Press, 1974).

6. "Progressive Relaxation", http://www.mindspring. com/~yepstein/progrel.htm (consultado en línea el 13 de abril de 2005).

7. Robert Woolfolk y Frank Richardson, *Stress, Sanity, and Survival* (Nueva York: Signet Books, 1979).

8. Rick Warren, *The Purpose Driven Life* (Grand Rapids, MI: Zondervan, 2002), p. 90.

9. "Techniques: Everything You Wanted to Know About Massage", AboutMassage.Com, http://aboutmassage.com/techniques/ (consultado en línea el 13 de abril de 2005).

10. *Ibíd.*

Capítulo 6
Cambios saludables en su estilo de vida
que le ayudarán a dormir mejor

1. Barry Sears, *Omega Rx Zone* (Nueva York: Harper Collins, 2002).
2. I. V. Zhdanova, R. J. Wurtman, H. J. Lynch, et al., "Sleep-inducing Effects of Low Doses of Melatonin Ingested in the Evening", *Clinical Pharmacology and Therapeutics* 57, n°. 5 (mayo de 1995): pp. 552–558, http://www.ncbi.nlm.nih.gov/pubmed/7768078 (consultado en línea el 7 de enero de 2015).
3. Discover Nutrition, "Rapid Anxiety and Stress Relief", http://www.discovernutrition.com/l-theanine.html (consultado en línea el 7 de enero de 2015).
4. Aeron Lifecycles Clinical Laboratory, "Sleepless Night, Irritable Days, and Fatigue? It Could Be Your Hormones", *Hormonal 2ª actualización*, n°. 12, http://www.aeron.com/volume_2_number_12.htm (consultado en línea el 12 de agosto de 2009).
5. O. Picazo y A. Fernández-Guasti, "Anti-anxiety Effects of Progesterone and Some of Its Reduced Metabolites: An Evaluation Using the Burying Behavior Test", *Brain Research* 680, n°. 1–2 (1995): pp. 135–141, http://www.biomedexperts.com/Abstract.bme/7663969/Anti-anxiety_effects_of_progesterone_and_some_of_its_reduced_metabolites_an_evaluation_using_the_burying_behavior_test (consultado en línea el 7 de enero de 2015).
6. A. H. Soderpalm, S. Lindsey, R. H. Purdy, et al, "Administration of Progesterone Produces Mild Sedative-like Effects in Men and Women",

Psychoneuroendocrinology 29, n°. 3 (abril de 2004): pp. 339–354.

7. "Hatha Yoga and Its Effects", SelfGrowth.com, http://www.selfgrowth.com/articles/Various1.html (consultado en línea el 7 de enero de 2015).

8. Marian S. Garfinkel, et al., "Yoga-Based Intervention for Carpal Tunnel Syndrome", *Journal of the American Medical Association* 280 (11 de noviembre de 1998): pp. 1601–1603.

9. P. Jin, "Changes in Heart Rate, Noradrenaline, Cortisol and Mood during Tai Chi", *Journal of Psychosomatic Research* 33 (1989): pp. 197–206.

Capítulo 7
Llevarse el estrés, la ansiedad, el miedo y la preocupación a la cama

1. R. C. Kessler, W. T. Chiu, O. Demler, y E. E. Walters, "Prevalence, Severity, and Comorbidity of Twelve-Month DSM-IV Disorders in the National Comorbidity Survey Replication (NCS-R)", *Archives of General Psychiatry* 62, n°. 6 (junio de 2005): pp. 617–627, citado en Instituto Nacional de Salud Mental, "The Numbers Count: Mental Disorders in America", 2008, http://www.nimh.nih.gov/health/publications/the-numberscount-mental-disorders-in-america/index.shtml (consultado en línea el 8 de julio de 2009).

2. Oficina Nacional del Censo de Estados Unidos, "Population Estimates by Demographic Characteristics. Tabla 2: Annual Estimates of the Population by Selected Age Groups and Sex for the United States: April 1, 2000 to July 1, 2004 (NC-EST2004-02)",

División de Población, Oficina Nacional del Censo de Estados Unidos, 9 de junio de 2005, http://www .census.gov/popest/national/asrh/, citado en Instituto Nacional de Salud Mental, "The Numbers Count: Mental Disorders in America".

Capítulo 8
Encuentre su descanso en Dios

1. Rich Bayer, PhD, "Benefits of Happiness", Upper Bay Counseling and Support Services, Inc., http://www .upperbay.org/DO%20NOT%20TOUCH%20-%20WEB SITE/articles/benefits%20of%20happiness.pdf (consultado en línea el 8 de enero de 2015).
2. *Ibíd.*
3. *Ibíd.*
4. Mind/Body Medical Institute, "Mindfulness", http:// www.mbmi.org/pages/wi_ms1aa.asp (consultado en línea el 13 de abril de 2005).
5. W. F. Fry et al., *Make 'Em Laugh* (Palo Alto, CA; Science and Behavior Books, 1972).
6. Janice Norris, "Laughter Is Good Medicine", Health Is Wealth (blog), *The Sun Times*, 23 de marzo de 2011, http://www.thesuntimes.com/newsnow/x13293848/ Laughter-is-good-medicine (consultado en línea el 8 de enero de 2015).
7. Centro Médico de la Universidad de Maryland, "Laughter Is Good for Your Heart, According to a New University of Maryland Medical Center Study", news release, 15 de noviembre de 2000, http://www.umm .edu/news/releases/laughter.htm (consultado en línea el 8 de enero de 2015).

8. D. D. Danner, D. Snowden, y W. V. Friesen, "Positive Emotions in Early Life and Longevity: Findings From the Nun Study", *Journal of Personality and Social Psychology* 80 (2001): pp. 804–813, citado en Charles D. Kerns, "Gratitude at Work", *Graziadio Business Review* 9, n°. 4 (2006), http://gbr.pepperdine.edu/064/quote/17764/ (consultado en línea el 8 de enero de 2015).

9. QuotationsBook.com, http://www.quotationsbook.com/quote/17764/ (consultado en línea el 8 de enero de 2015).

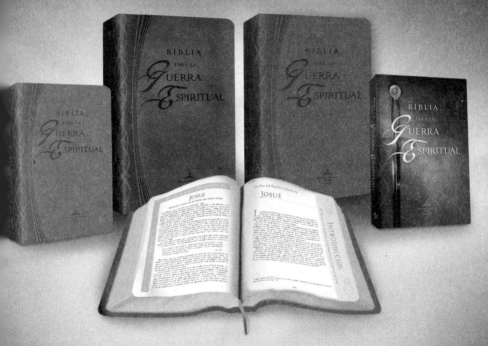

¡Viva la lectura!

Cápsulas de literatura a través del Club 700 Hoy

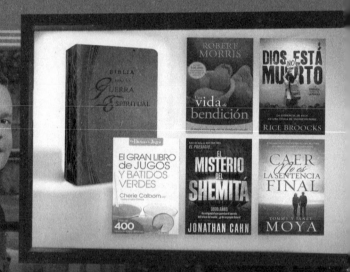

13057

Para conocer días y horarios
del programa, síguenos en

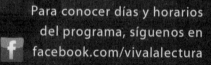 facebook.com/vivalalectura